原 和子 編

園芸療法とリハビリテーション

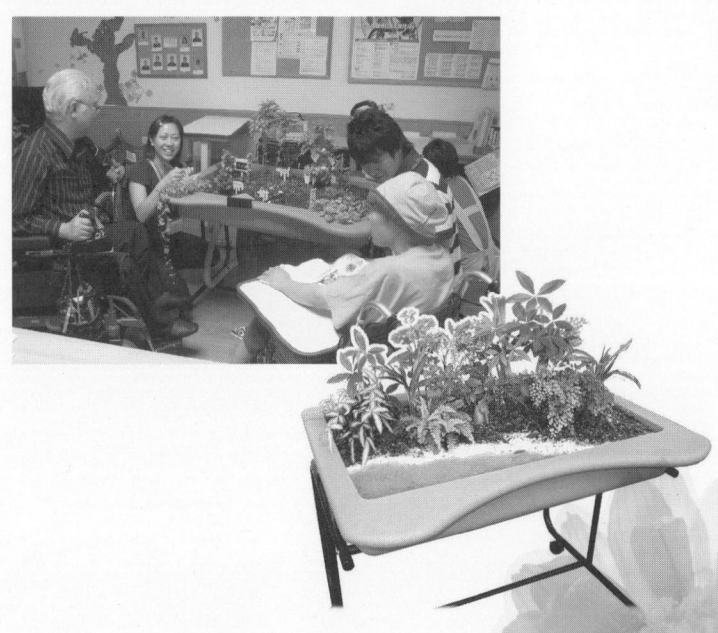

Ergo エルゴ

はじめに

　Aさんは脳卒中による片麻痺となり、入院しました。友人達は、Aさんが園芸を楽しんでいたのを知っていたので鉢植えの花をお見舞いに持って行き、病院のベッドの横に置きました。まだ、ベッドにやっと座ることしかできないAさんでしたが、その花を愛でること、お水をやりたいことがニードとなって、少しずつ手をのばし、やっと小さなジョウロで水をあげることに成功しました。このように園芸がリハビリテーションに寄与する効果は大きいものがあります。筆者が昔働く機会を得たスイスにあるチューリッヒ大学付属バルグリスト整形外科病院では、たくさんの植木鉢がどの病室にも届けられ、自分で管理できない人のために、毎朝エイドさんが水やりのワゴンサービスをしてくれていました。大きなワゴンに、冬の間であれば色とりどりのシクラメンの鉢を満載したワゴンとともに、エイドさんの笑顔が、地方新聞の記事になっていました。癒しの環境には、こうした植物、そして出来れば犬や猫、観賞魚などの動物の居る自然からの恵みを利用する知恵が欠かせません。残念なことに衛生や安全管理の理由で、鉢植えの花はもとより、切り花を飾ることも禁止されている病棟がありますが、リハビリのための環境設定としては大きな意味があるということを考えてほしいと思います。

　園芸は古くから年齢、性別を問わず世界中の人々に親しまれてきた活動です。リハビリテーション医療のなかでも、主に作業療法で用いられる活動としてたびたび利用されてきました。特に高齢化社会へ向かう我が国において、お年寄りにも親しまれ、尊重されてきた伝統文化に基づくなじみのある作業という特徴も注目すべき点です。園芸における伝統的作業としての例では盆栽、菊、朝顔つくりなどはその代表格といえます。また農業という点でも家庭菜園やハーブのプランターなど、実用を兼ねた楽しみも見いだせます。

　この本では、このような園芸作業の特色を、リハビリテーション医療に関連づけた応用、あるいは具体的な介入ができるよう解説を試みました。

　園芸療法は、農学や園芸学関係の専門家によって主導されてきた歴史があります。リハビリテーション医療やサービスの現場では、さまざまな関係者と連携しながらより良い園芸療法を開発し、道を究めるための努力が続けられています。そのような現状に少しでも貢献できましたら幸いです。

　本文ではたくさんの方々にご協力いただき深く感謝する次第です。特に林　玉子先生（元聖隷クリストファー大学社会福祉学部教授）には、バリアフリー建築の

著名な工学者として、さらに当事者として永年にわたり園芸療法とエコビレッジの研究を続けられ、その貴重な経験と成果をご寄稿いただきました。そしてここに収められた原稿が残念ながら絶筆となりました。私は2010年7月24日から25日まで神栖の家にお邪魔し、細部にわたりこの本の内容についてご指導を受けました。そのすぐ後、8月4日突然のご逝去に接し、お元気な姿しか知らない私にとってはとても信じがたいことで言葉もありません。最終的に原稿は共同執筆者である林　玉子先生のご令嬢、悦子様に仕上げていただきました。第7章にはエコ環境の視点から、園芸療法の大きな可能性についてまとめてあります。折から、国際的に生物多様性条約として名古屋でCOP10が開かれ、生物多様性の保全と持続可能な利用のための取り組みが検討されています。園芸との関係からその重要性を思い起こさせていただきました。

　なお、本文の内容の一部は、静岡市産学交流センター平成19年度　産学共同研究委託事業（委託事業名"作業活動としての園芸"の効果の検証とレイズドベットの共同研究開発：研究代表者　井上資士、研究分担者　原　和子、建木　健、藤田さより、大町かおり、白鳥はづき、中條由美子）の一環として作成したものです。

　また、この研究を続けていく中で、浜松リハビリテーション病院の病院長、藤島一郎先生にはリハ専門医として、同時に農学博士として土の管理に関するご助言などをいただきました。エデンの園の作業療法士、萩田邦彦氏には長年の園芸療法の実践からのご助言そしてレイズドベッドの作り方を教えていただきました。聖隷クリストファー大学で園芸療法を講義いただいている秋葉　保先生には、室内でもできる園芸の数々を教えていただきました。
その他にも、たくさんの出会いとご助言、ご指導等をいただきましたことは望外の喜びでした。深く感謝いたします。

　なお、本文中の第1章から第7章について執筆に際し分担いただいたところは各章、節の末尾に執筆者名を記しました。分担名を記すことが難しい部分、つまり全員の研究活動の成果としてまとめられたところは無記名としました。

　最後に、本書が園芸療法を志す方達に、少しでも役立ち、何らかの参考になれば幸いです。

2011年1月　　　　原　和子

園芸療法とリハビリテーション……　目　次

第1章　リハビリテーションと園芸療法 (Horticultural Therapy) 概論 … 6
第1節　園芸療法の定義 …………… 6
第2節　園芸をセラピーとするための条件 …………… 8
第1項　人間の存在価値と園芸の意味づけ …………… 8
第2項　園芸療法目的の具体化 …… 11
第3項　園芸療法効果の予測 ……… 11
　　1 精神心理的効果　　2 身体的効果
　　3 認知的効果　　　　4 社会的効果
第3節　園芸療法介入のプロセス … 19

第2章　観察と評価 …………… 20
第1節　心身機能・構造 ………… 22
第1項　精神機能 ……………… 22
第2項　身体機能 ……………… 22
第2節　活　動 ………………… 23
第1項　活動の評価項目と適応基準 …………… 23
第2項　活動分析 ……………… 25
第3項　活動体験記録 ………… 31
第3節　参　加 ………………… 33
第4節　環　境 ………………… 34
第5節　園芸に関わる個人的理由 … 35

第3章　園芸療法の計画 ………… 36
第1節　生命維持レベルへの働きかけ、食欲の増進プログラム … 36
第1項　飲　む ………………… 36
第2項　食べる ………………… 36
第3項　食欲増進刺激 ………… 36
第2節　神経系への働きかけ …… 37
第1項　覚醒レベルを変化させる … 37
　1. 覚醒を高める
　　(1) 作業姿勢　　　(2) 嗅覚刺激
　　(3) 触覚刺激　　　(4) 聴覚刺激
　　(5) 固有受容器、前庭系の刺激
　　(6) 視覚刺激
　2. リラックスおよび沈静させる
　　(1) 安静姿勢　　　(2) 触圧刺激
　　(3) 快適な温度と湿度
　　(4) 同じテンポが続く軽作業
　　(5) 聴覚刺激 (6) 嗅覚刺激 (7) 味覚刺激
第2項　ストレスホルモンを代謝する …………… 39
第3節　能力化、可能化
（competency. empowerment. enabling.） 39
第1項　園芸作業ができる環境を整える …………… 39
　　1 作業方法の変更　2 介助の提供
　　3 時間配分
　　4 自助具、園芸用具の利用と工夫
　　5 レイズドベッドのデザインと適応
　　6 手の届く範囲と作業の内容
第2項　園芸の意味と個人的興味や価値、能力レベルとの一致を図る … 46
第3項　自己決定の機会提供 …… 46
第4節　社会参加と交流 ………… 47
第5節　就労支援 ……………… 48

第4章　対象別園芸療法の実践
　………………………… 52
　第1節　精神機能 …………… 52
　　第1項　精神科病院における
　　　　　　レイズドベッドを用いた
　　　　　　個別プログラム ……… 53
　　第2項　施設での集団プログラム … 53
　第2節　身体機能 …………… 55
　　第1項　筋力と耐久性低下 ……… 55
　　第2項　関節可動域制限 ………… 55
　　第3項　筋緊張障害 ……………… 55
　　第4項　感覚障害 ………………… 56
　　第5項　痛　み …………………… 56
　　第6項　協調性障害 ……………… 56
　　第7項　学習・注意障害・記憶障害
　　　　　　……………………………… 56
　　第8項　視知覚障害 ……………… 56
　　第9項　言語聴覚障害 …………… 56
　　第10項　失認・失行 ……………… 57
　第3節　高齢者 ……………… 57
　　第1項　覚醒と鎮静 ……………… 57
　　第2項　介　助 …………………… 59
　　第3項　社会参加 ………………… 59
　第4節　ヘルスプロモーション …… 60

第5章　応用園芸
　第1節　簡単盆栽 …………… 62
　第2節　イベントプランター … 67
　第3節　簡単トピアリー …… 73

第6章　収穫と加工 ………… 74
　第1節　ハーブティー ……… 74
　第2節　ポプリ ……………… 75
　第3節　植物を使った簡単な工作、装飾
　　　　　……………………………… 77

第7章　園芸療法の効果を引き出す
　　　　　環境デザイン ……… 84
　第1節　環境デザインに必要な
　　　　　コンセプトと手法 …… 84
　第2節　環境デザインを具体化する
　　　　　視点、手法 …………… 86
　　第1項　「ブレーメンの庭がある
　　　　　　長生き人生の庭」 …… 86
　　第2項　医療施設に設けられた井戸端・
　　　　　　ビオトープのある地域の
　　　　　　ふれ合いと憩いの場 …… 97
　　第3項　福祉施設に設けられた
　　　　　　ビオトープ・ガーデン … 99
　　第4項　植物、動物に癒される園芸療法
　　　　　　の庭　グラスガーデン …101
　　第5項　誰でも作業参加できる庭──
　　　　　　シカゴ植物園園芸療法サービス部
　　　　　　……………………………104
　第3節　21世紀に望まれる環境づくり
　　　　　……………………………105

園芸療法とリハビリテーション　参考文献
　　　　　……………………………106
索引　……………………………108

園芸と作業療法をつなぎ

より豊かに広がることを願って

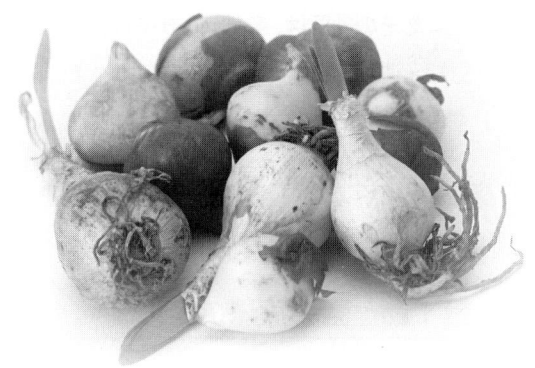

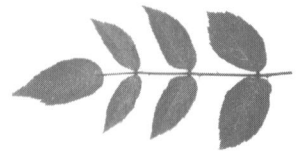

第1章 リハビリテーションと園芸療法(Horticultural Therapy)概論

　人類は田畑に種をまき、育て、収穫し、その恵みに感謝し生を受け継いできた。特に日本は農耕民族として稲作文化を発展させてきた。こうした背景をもとに、盆栽、菊人形、華道、茶道など、農林業や園芸の範囲を広げて芸術や思想面までにも影響をおよぼしている。

　教育面において、小学校で仲間達と朝顔の種をまき、双葉が出て、つるが伸び、やがてさわやかな７月の青空の下、美しい赤紫の花を見て歓喜する経験を取り入れるなど、生物の学習のみならず道徳や感性の徳育にも取り入れられた。街のなかでも、道路脇や小さな庭にパンジーやチューリップなどの季節の花壇を作り、ミントやカモミールなどのハーブを育て、休日の昼下がり、庭で友人達とティーパーティーを楽しむ。そんな植物と人間との関わりから、意識せずとも、誰しも日常の営みの中で、さまざまな恩恵や喜び、癒しを受けている。

　そのような植物から与えられる恩恵を、治療に生かした園芸療法は長い歴史を持つ。紀元前より医学の創始者たちは、心身の調和を取り戻すために園芸活動を用いた。８世紀後半から１９世紀にかけては道徳療法として、こころの病や知的発達に障害がある人たちに対して音楽やスポーツなど、他の活動とともに治療的に用いられるようになっている。

　またその効果は、身体・精神・知的障害者や高齢者など、障害、年齢、性別を問わず、感覚・知覚・認知・運動・精神など心身のあらゆる機能を向上させるといわれ、日本全国の施設や病院で多くの実践報告がなされている（舘山他。2001）（山川他。2006）。その背景として、ストレスの多い現代社会において、再び人間の原点に戻れる園芸療法が求められているといえる。

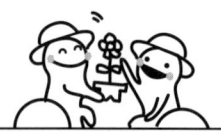

第1節　園芸療法の定義

　園芸療法の定義については、医療と福祉の分野からの用語の混在がみられる。園芸療法士発祥の地であるアメリカにおいては「園芸療法とは、明確な治療目的のために、訓練を受けたセラピストによって支援される園芸関連活動において、一人の人間にかかわることである（Horticultural therapy is the engagement of a person in gardening-related activities, facilitated by a trained therapist, to achieve specific treatment goals）」と定義されている。

日本では、農耕・園芸の健康への効果を利用して、人間の幸福、つまり心身の治療やリハビリテーション、心のゆとりや豊かさなど生活の質の向上、人間成長などを増進しようとする目的のため広く用いられてきた歴史があり、これを吉長（2003）は園芸福祉（Horticulture Well-being）と定義している。

松尾（2003）は、園芸療法と園芸福祉の位置づけを表1のようにまとめている。つまり、目的は園芸療法も園芸福祉も一緒であるが、主に対象者が異なっている。あるいは、「植物を育てることによって自然に親しみ、植物とのかかわりを見直す中で、身体、精神、知能、社会的によい様態を求める、あるいは損なった機能を回復すること（内閣府認証ＮＰＯ法人日本園芸療法士協会）」としている。2008年（平成20年）3月に設立された日本園芸療法学会では「医療や福祉の領域で支援を必要とする人たち（療法的かかわりを要する人々）の幸福を、園芸を通して支援する活動」と定義し、いずれもセラピストの関与には触れていない。

日本における医療保険制度では、園芸療法は医療分野で活用されることも多いが、園芸療法が単独の診療報酬の対象となっていない。このため、医療機関で診療プログラムとして実施する場合は、作業療法に出された処方に基づいて行われるプログラムとして扱われることとなる。

作業療法の定義は、理学療法士及び作業療法士法第2条で「この法律で"作業療法"とは、身体または精神に障害のある者に対し、主としてその応用的動作能力または社会的適応能力の回復をはかるため、手芸、工作その他の作業を行わせることをいう（1965年施行)」と定められている。園芸療法では、この文中「手芸、工作その他の作業」を「園芸」に置き換えて定義とすることができる。

また、日本作業療法士協会の定義「作業療法とは、身体または精神に障害のある者、またはそれが予測されるものに対して、その主体的な生活の獲得をはかるため、諸機能の回復、維持または開発を促す作業活動を用いて行う治療、訓練、指導および援助を行うことをいう（1985年)」の文中「作業活動」を「園芸」に置き換えて定義することもできる。

表1. 園芸福祉と園芸療法の位置づけ

目的	対象	名称	専門家のかかわり	具体的な内容
園芸を通して人間の幸福の増進をはかる	すべての市民	園芸福祉	必ずしも必要ではない	余暇活動、健康法、交流、地域づくりや活性化、生きがいづくり、人間成長
	障害者	園芸療法	必要 （園芸療法士、作業療法士）	治療、リハビリテーション、心身の健康、生きがい、人間成長

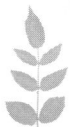

第2節　園芸をセラピーとするための条件

第1項　人間の存在価値と園芸の意味づけ

　園芸療法の定義は、リハビリテーション医学に基づくリハビリテーションの手段として園芸を捉えるニュアンスが強いが、もう少し積極的な意味づけも可能となる。人間は「作業に動機づけられ、正しい目的で、意味のある作業を遂行する。願わくは、作業に意味を付加し、価値を創造する（Zemke, R. et al）」時、健康であると感じるだろう。このように作業療法士は、疾病の有無、疾病による心身機能・構造の障害に焦点をあてるのみではなく「作業遂行障害」を主な問題にする。もちろん、疾病や心身機能・構造の障害は作業遂行障害の大きなリスクファクターであるが、疾病や心身機能・構造の障害を乗り越えて人生に挑戦しつづけ、新しく生まれ変わる状況を、決して「健康でない」とは呼ばない。どのような状況でも人間は生きる意味と価値を見つけ、困難に挑戦し、成長しつづけられるのである。このことに関して、フランクルはナチスによって強制収容所に送られた経験から、どのような苦悩の中にあっても、人間として価値ある存在でいられる可能性について言及している（V.E.Frankl「それでも人生にイエスと言う」：三つの価値；「創造価値」「体験価値」「態度価値」）。

創造価値

　「創造価値」とは「創造的な活動で人生を意味あるものにする」ことである。園芸にあてはめるならば、例えば新しい植物の品種を改良したり、発見したりすることである。誰もまだ試みていない方法で植物を育てる、あるいは環境を改良することも含まれるに違いない。これは才能とか、あるいは運とか、経済的背景などにも恵まれている一部の人のことであって、自分にはそういうものが無い、としてしまうのは早計である。植物を植え、世話をし、刈り取り、成果を実りあるものに生かすといった「体験価値」があるではないかとフランクルは言う。

体験価値

　「体験価値」とは「体験で人生を意味あるものにする」ことである。園芸の全過程が、体験価値を会得する機会を提供している。セラピストは、ひとりひとりに合わせて、さまざまな作業過程や、作業段階を工夫して提供できる。

態度価値

　「態度価値」とは「苦悩を乗り越えて意味のある人生を実現する」ことである。フランクルは強制収容所に収容されている時、人間の尊厳を失わない態度を維持しつづけたのであるが、この自覚が彼に生きる意味と勇気を与えたのであった。

　疾病や障害により、これと似たような状況になる時、ベッドや車いすから出られない時、手や足が麻痺して思うように動かない場合などでも価値ある園芸作業だと感じてもらえる拠り所である。制約の中でどうふるまうか。例え自らの手で植えることができなくても、植物

を愛でたり、成長を促すために天候や病気の影響を心配したり、花や実のでき具合を喜ぶことができる。

　この園芸の意味を実現する第三の方向で、フランクルはどのような状況においても人生を価値あるものにすることができると言う。したがって、セラピストは身体を動かすことができない人に対して「何を、どこに植えましょうか」「赤い花にしますか、白にしますか」など、障害をもつ人が園芸に関与できる態度を引き出すような問いかけをし、態度価値に働きかけるべきである。

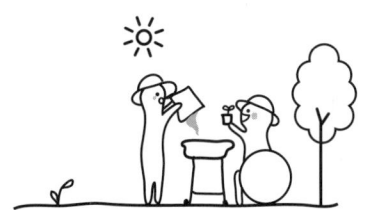

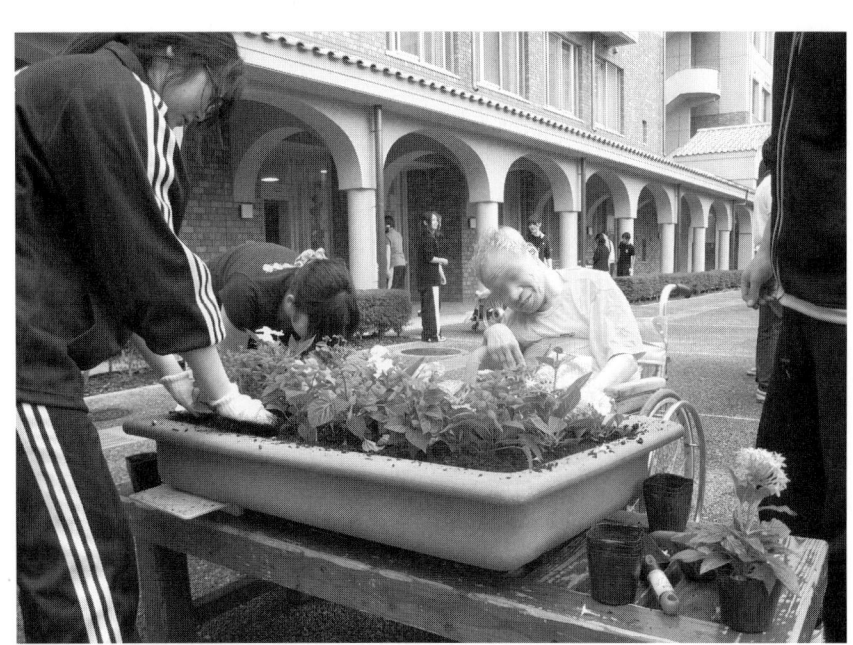

身体障害者療護施設の片まひ者
「植物の種類、植える場所を決めることはできます」

園芸の意味づけとしてもうひとつ、マズローによる人間の成長欲求の階層（図1）から考えることができる。人間は生理的欲求の充足、安全と安定、承認の基本的欲求を満たすことに動機づけられ、さらに成長欲求として自己実現にむかうとされている。園芸による生理的欲求を満たす要素の例は、食物やジュースなどの飲み物の提供がある。安全と安定の欲求は、四季の移り変わりにともなう安定した自然のいとなみがある。自尊心や他者の称讃などが得られる機会も作りやすい。他者から承認、称讃される機会が無くても、園芸を通じて「真、善、美」の極致に近づこうとする自己実現欲求も満たすことができる。

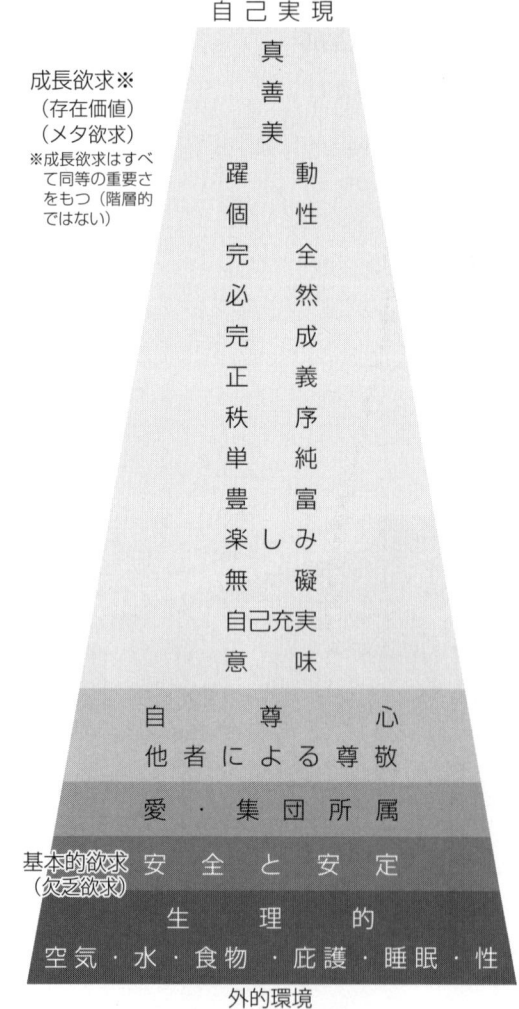

図1．アブラハム・マズロー：欲求の階層
引用：フランク・ゴーブル著　小口忠彦監訳「マズローの心理学」産業能率大学出版部。1972

第2項　園芸療法目的の具体化

　リハビリテーションにおけるセラピーでは、園芸を通じて積極的に生きる態度を示すこと自体が、疾病や心身機能・構造の障害を乗り越えて「健康」であると定義づけることからスタートする。

　以上のような作業療法の観点から、園芸の主目的をあげると次のようになる。

1) 生活の質（QOL：Quality of Life）を改善する。主に安寧や幸福の保持を意味する
2) 当事者の心身機能を賦活し、それらの能力をできるだけ高いレベルで長期にわたり維持する
3) 疾病、障害、環境からの感覚剥奪および作業剥奪による悪影響を減らし、健康を回復するとともに作業をする権利（作業的公正；occupational justice）を保障する

　以上のような立場から、セラピーとしての園芸活動が様々な治療的アプローチとして応用・適応できる可能性を考えてみたい。

　まず、園芸療法でいう「治療」とは、疾病や傷害の治癒というだけではなく、廃用性症候群の予防、心身機能の維持、作業の可能化・能力化、社会参加の促進という意味も含めている。その内容としては、園芸への動機付けとしてのセラピストとの、あるいは当事者同士の話し合い、準備、片付け、振り返り、結果を味わう（花の観賞、作品づくり、収穫物の飲食など）などの過程を含め、園芸に関するあらゆる機会、作業を意味している。

　また、目的の2)「当事者」とは、作業療法の対象者を指し、従来は患者、あるいはクライエントと呼ばれている方々、つまり疾患や障害を持っている方、高齢化などにより作業の実施が困難、あるいは変更を余儀なくされている方などを含む。

　当事者として具体的に考えられるのは、園芸療法の対象が、精神科、高齢者、小児発達領域で主に行われてきたという歴史があるため、これらの方々をさすイメージが強い。一方、身体障害分野では、園芸を用いた作業療法の対象となる疾病・障害として循環器障害、脊髄損傷、多発性硬化症、筋ジストロフィー、脳性麻痺、関節リウマチなどがあげられる。

　目的3）の文中「感覚剥奪」とは、病院や施設での、変化の少ない生活がもたらす環境からの刺激の減少を意味している。これは「感覚剥奪」と呼ばれ、比較的長期に亘る脳波の変化をもたらすばかりでなく、無感動やモチベーションの喪失をもたらすとされている（Zubek）。

　同じく目的3）の文中「作業的公正；occupational justice」とは、疾病、障害、高齢化などの状況や環境に阻害されずに、するべき作業ができるように保障するための理念である（Townsend）。

第3項　園芸療法効果の予測

　最後に、園芸療法の有用性に関する考え方であるが、個人の障害を小さくする効果と環境が拡がる効果の二重の意味に注目する必要がある。

　この点について論をすすめるにあたり、歴

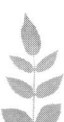

史上、有効性についての考え方が変化してきているので再確認してみたい。

国際障害者年（1981年）を契機に世界保健機構でまとめられた国際障害分類 (International Classification of Impairment, Disability and Handicap ; ICIDH) では、第一義的に疾病が心身機能や構造の障害、形態異常を引き起こして、それが能力障害となり、さらにその能力障害が社会から受け入れられないので住みにくくなる。これを社会的不利とするという一方向の矢印で示される構図を提示した（図2）。

```
機能障害および形態異常 → 能力低下 → 社会的不利
    (impairment)        (disability)   (handicap)
```

図2．疾病の帰結としての障害分類

この構図では、疾病の治癒や機能障害の治療により、能力障害や社会的不利はなくなるという考え方であった。このような考え方は、還元主義的な医学モデルと呼ばれていて、障害者自身の疾病や機能障害および形態異常に能力障害や社会的不利の原因があるとしている。ところがリハビリテーションの考え方では、ノーマライゼーション思想（完全参加と平等）により健康といえる場合が多くあることが明確になってきたため、この ICIDH の考え方について訂正が迫られる状況となった。治らない疾病や機能障害の存在、老化による避けがたい機能低下なども健康ではないと一概に片付けられない現状を認めるにいたるとともに、社会的不利などはバリアフリーが進み、社会参加の機会が増せば、不利にならないことが判明してきた。これらの事実から障害分類は、双方向で示す矢印を用いるようになり、さらに偏見に結びつくようなネガティブイメージの言葉を使用しないようになってきている（図3）。

新しい「生活機能と障害の国際分類」(International Classification of Functioning and Disability ; ICF) では、人間の健康に重要な要素として、「生活機能」は、(1) 心身機能・構造、(2) 個人レベルの活動、(3) 社会への参加、の3つの次元で示し、生活機能や障害の過程を表すモデルとして諸次元の相互作用を示す図式が用いられている。

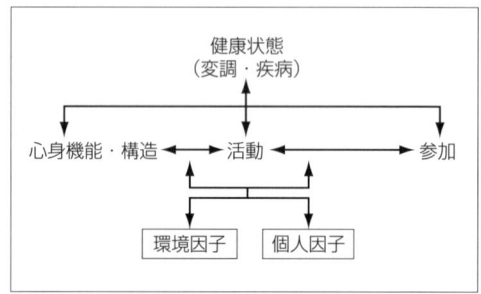

図3．ICF の次元間の相互作用

園芸をはじめ、音楽、絵画などを用いた作業療法について ICF のモデルにあてはめて、その有用性を考えると次のようになる。

まず、園芸活動を用いた療法により、上肢の機能向上など心身機能・構造での障害が小さくなる（図4）。

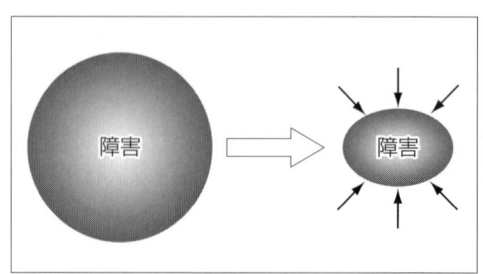

図4．セラピーによる心身機能・構造の障害縮小

次に活動能力が高くなり、範囲（環境）も広がる。このように障害者の内的機能を改善するとともに、活動内容や範囲の拡大、参加の機会増大にともない外の環境範囲を広げると言う2重の構造変化を生じさせる。この結果、相対的に障害の存在は小さくなり、リハビリテーションとして大きな有用性をもたらすのだと説明することができる。

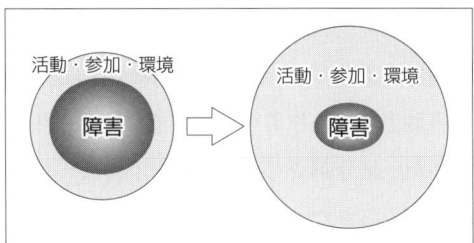

図5. 活動・参加・環境の広がりによる障害の総体的な縮小

1. 精神心理的効果

園芸療法の有用性について、歴史的にも現状においても精神心理的効果への期待が大きい。

うつ病や統合失調症者への治療効果について多くの研究や実践報告が示され、多くの病院や施設で取り入れられている。色とりどりの花を見て、「美しい」と感じ、甘い花の香りを嗅ぐと心が落ち着いた経験、また種を鉢にまき、水をやり、雑草を抜き、見事な花を咲かせたときの喜びや達成感は、普遍的な効果であり、うつ病の方には、部屋に好きな花を飾る、ハーブティーを楽しむなどによる「安らぎ」としての提供、少し活力が出てきた時の活動のきっかけ、回復後も再発防止のため、ストレス回避のための余暇活動としてのガーデニングの提供など、回復段階に応じて、園芸は十分活用できる（研究例1参照）。

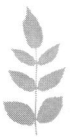

研究例1
課題：園芸作業は気分抑うつを軽減する。

（青山直生「経験の有無の違いによる園芸活動の心理的効果」、卒業研究論文集第一巻、聖隷クリストファー大学リハビリテーション学部作業療法学専攻、2007）

方法：A市デイサービスに来所する健常高齢者19名（男1名、女18名。平均年齢88.0 ± 4.6歳）を対象に園芸活動を実施し、気分抑うつスケール（Profile of Mood States: POMS）短縮版と気分調査表を用いて、園芸活動経験の有無が気分にあたえる影響を比較した。

結果：園芸活動経験者（12名）は、園芸前と後のPOMS尺度比較では緊張 - 不安が軽減し、活気が出た（図6）。園芸未経験者（7名）は、有意な差がなかった（図7）。気分調査表の結果に、数値は低くなっていたが（改善を示す）有意な差が無かった。

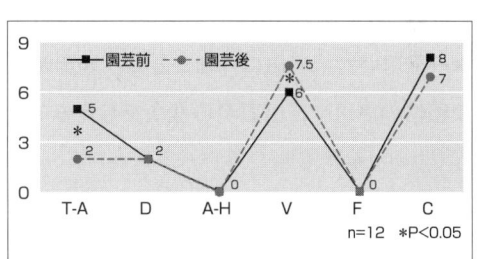

図6. 経験群のPOMS各尺度の中央値

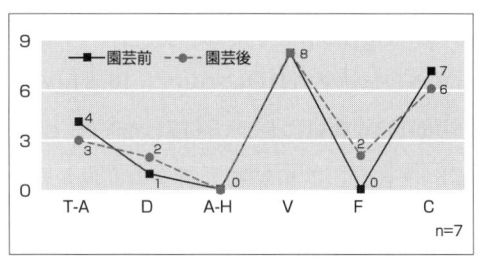

図7. 未経験群のPOMS各尺度の中央値

POMSは、気分を評価する質問紙法で、テストは気分を表す30項目（短縮版）からなり、被検者は各項目に対して「全くなかった」（0点）から「非常に多くあった」（4点）までの5段階からいずれか1つを選択する。これらの項目はサブグループ化され以下の6尺度に分類される。

緊張―不安（T-A：Tension-Anxiety）：この得点の増加は、もっとリラックスすべきということを示す。

抑うつ―落ち込み（D：Depression-Dejection）：自信喪失をともなった抑うつ感をあらわす。うつ病や抑うつ神経症では有意な増加が認められる。

怒り―敵意（A-H：Anger-Hostility）：この尺度が高い場合、不機嫌である、あるいはイライラがつのっていることを示す。

活気（V：Vigor）：元気さ、躍動感、活力をあらわし、他の尺度とは、負の相関が認められる。

疲労（F：Fatigue）：意欲減退，活力低下をあらわす。この尺度の得点増加は，強い疲労感を示す。

混乱（C：Confusion）：当惑や思考力の低下をあらわす。

考察：園芸活動経験群では、未経験群に比べ園芸をすることでリラックス効果が得られた。未経験者では、作業への抵抗感や疲れが生じていた。気分調査では両群とも不安感の軽減傾向がみられた。高齢者では、作業歴において園芸がなじみの活動であるほうが、心理的に良い影響を及ぼすと考えられた。

統合失調症者に対しては、初期の混乱状態には、花を愛でることにより、現実感の回復につながり、引きこもり傾向の方には、外出へのきっかけを与える可能性もある。またプランターを用いて箱庭風に作ることで、無意識的な感情の表出や自己表現の機会を与えることもできる（症例参照　53ページ）。

回復期には、近くの公園に花見に行く、畑を耕すなど、身体感覚の心地よい刺激や運動が、精神の安定をさらに促進させ、生活リズムの回復にも影響を与えると考えられている。

こうした効果の背景について、19世紀の終わりから20世紀にかけて活躍した医師、フロイト（Freud. S）の精神分析学の立場からも考えることができる。

フロイトは、神経症の患者の述べた体験をもとに、乳幼児期の体験が、後の人格の成長に大きな影響を及ぼしている点に注目し、発達の過程において順次出現する一連の機能は一定の時期に適切な経験が与えられることによって発達すると考えた。その発達段階をフロイトは5段階（口唇期、肛門期、男根期、潜伏期、性器期）に分けている。

口唇期（0～1歳半頃）に、生まれたての乳児にとって大事な行動は「おっぱいを吸う」という生きるうえで欠かせない活動となっている。授乳をされることで、満腹という満足感を得られ、満たされることで基本的信頼感が獲得される。またいつも完璧に満たすことをしてくれないおっぱいに、初めて自分だけではない、他者の存在に気づき、人との関係が始まる。

肛門期（1～3歳頃）に、排泄が自分でで

きるようになり、トイレの練習が始まる時期となる。上手に出すことで褒められるが、出したいときに出すと怒られるという経験を持つことになる。そのことで社会の秩序や約束事を学習すると共に、自分の力で出来ることも増えるため、自立心が養われる時期ともなる。

時として人は、多大なストレスや障害や何らかの障害を受けた場合などに「退行状態（ある時点にまで発達していた状態や機能が何らかの障害によって、それ以前のより低次の状態・機能にまで逆戻りしてしまうこと）」を示すことがある。そのような状態を起こしている方には、そのような退行欲求を許容できる範囲で充足することのできる活動を用いることで次の段階に進むとされている。

園芸活動の収穫物を「作る、育てる、食べる」という要素は、「口唇期」を、また「土を触る、こねる、混ぜる、作ったものをプレゼントする」などの作業は、フロイトの言う「肛門期」の欲求を充足的効果があると考えることもできる。

精神疾患を持たない場合でも、心理的な効果が期待できる（研究例2参照）。

研究例2
仮説：園芸作業により作業遂行への意志（価値、個人的原因帰属、興味）が向上する。
（藤田さより、建木健、原和子「障害をもつ方への"イベントプランター"を用いた園芸療法の実践」日本園芸療法学会誌、1巻2号、2009）
方法：身体障害療護施設での集団園芸療法に参加した重度身体障害者2名（成人男性、脳性麻痺）を対象として、意志質問紙（Volitional Questionnaire ;VQ）により、3回のプログラム参加における園芸活動の満足度を比較した。集団は3〜5名の小グループに分け、それぞれのグループには学生のボランティアを含めて1〜3名のサポートを配置した。

結果：

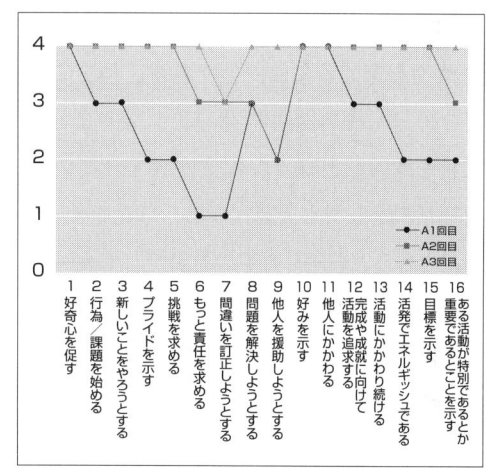

図8．B氏の園芸活動の満足度

対象者Bは、はじめセラピストの園芸作業への促しに答えるだけの参加であったが、2回目には「○○をそこに植えたら」など自らアドバイスをした。3回目では「スコップを持たせてほしい」とスコップ把持への意欲を示した。スコップを持とうとすると振戦が激しくなったが「スコップの向きを反対にして持たせてほしい」など、あきらめずに自らの手で園芸作

業に参加する姿勢をみせた。今後の参加希望にも「参加したい」と答えた。意志質問紙の総計は、初回43点（67％）から2回目、3回目とも63点（98％）であった。

対象者Bは当初から会話は多く、にこやかに参加するものの、意見を述べるのみで手を動かそうとする様子はなかった。しかし、回が進むにつれ、自ら手を動かし、グループの中でリーダーとしての役割をはたすようになった。

考察：作業遂行への動機づけが高まり、発言も増えるなど、意欲が向上した。

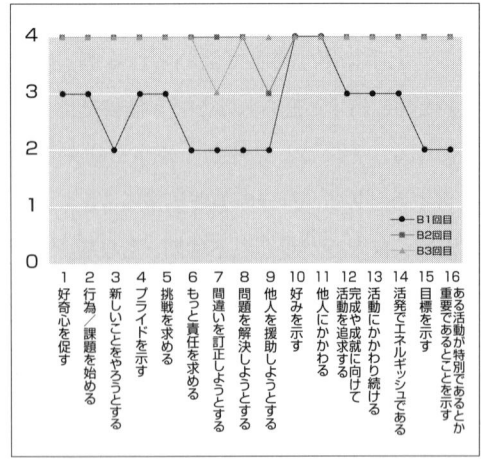

図9．B氏の園芸活動の満足度

2．身体的効果

植物を育てるには、土を耕す、種をまく、苗を植える、肥料を施す、水をまく、雑草をとる、収穫をするなど様々な作業が含まれている。周辺活動としても、観賞する、草花を使って作品を作る、収穫したものを調理して食べる、収穫物を売るなど多彩である。その一つ一つの作業を行うには身体的動作が不可欠であり、作業を通じて身体運動が伴う。園芸作業は、個人の身体機能にあわせて運動レベルを軽くしたり、負荷を増したりすることが簡単にできる。こうした身体運動への園芸作業段階づけにより、関節可動域（range of motion；ROM）の拡大や、筋力の増強、協調性の向上、心肺機能および耐久力の向上などを促進することができる。

自助具、レイズドベッドなどの使用を考慮すると身体に障害がある場合でもさまざまな作業が可能になる。例えば車いすでもリーチ範囲を確保できるレイズドベッドでは両手作業域で身体バランスを保ちながら安定した作業が可能となり、関節可動域を広げる及び身体バランスの訓練を考える場合は片手伸展域の周辺に道具を置いておき、それを取るための工程を提供するなどの工夫ができる（図10）。

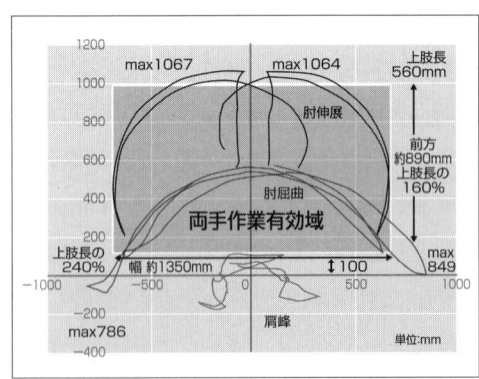

図10．手の届く範囲と園芸作業の関係
図中、下中央がレイズドベッドに面して座っている位置となる。各実線は三次元動作分析装置による測定で、もっとも下、手前が肩峰位置の軌跡、中間の線は肘屈曲時の両手指先の軌跡、もっとも上方の線は肘伸展位での左右それぞれの指先軌跡をしめしている。被験者は筆者。
（原　和子、大町かおり）

3. 認知的効果

植物は、植えればそれでおしまいではなく、適切な時期に、適切な方法で種まきや植え換え、水やり、剪定など、季節に合わせて作業をしなければ生育しない。このような方法や時期の選択などは、高度の認知機能（記憶、見当識、自発性）を必要とする。

認知症の方を例にすると、適当な量の水をジョウロにくめたか、水をあげすぎていないか、花の咲く時期はいつか、など植物を通して認知機能をフルに使う必要がある。このように植物を育てる過程には、認知機能の維持向上に必要な要素がたくさん含まれている。これら具体的な作業は現実的であり、そうした意味ある作業が治療的効果を提供していると考えられる（研究例3参照）。

研究例3

課題：園芸作業のセラピー効果は「意味ある活動」故である。

方法：健常成人14名（男9名、女5名。平均年齢24.9 ± 5.5歳）を対象に、近赤外線分光法（日立メディコ光トポグラフィ装置 ETG-7100）を用いて、「意味のある園芸活動」と「無意味な作業」での脳血流量（酸素ヘモグロビン動態）を比較した。

プロトコール：特に目的をもたない「ガラスコップへの水やり」を「無意味な作業（課題A）」とした。「草花の植木鉢への水やり」を「意味のある園芸活動（課題B）」とした。対象者は、安静40秒、課題A30秒、安静40秒、課題B30秒を連続で3セット実施した。

結果：「園芸活動」は、「無意味な作業」と比較して、前頭前野の血流量が抑制された。前頭連合野背外側部では、血流量が増加した（図11）。

考察：前頭前野機能の抑制はリラックス効果と考えられた。前頭連合野背外側部は、情報処理機能をつかさどっているので、ワーキングメモリを最適に行うための情報処理を賦活させたと考えられた。

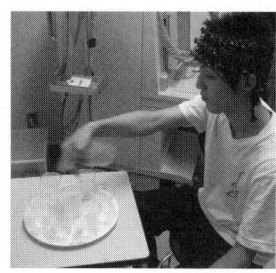
課題A
（無意味な作業：コップに水やり）

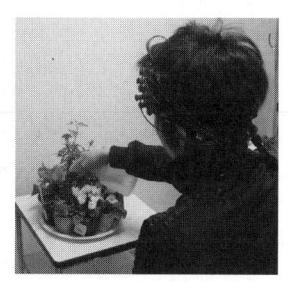
課題B
（園芸活動：花への水やり）

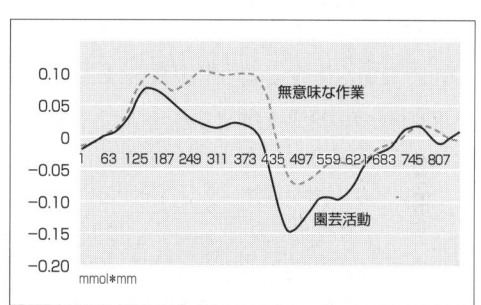

図11.「園芸活動」と「無意味な作業」との前頭前野の酸素ヘモグロビンの変化

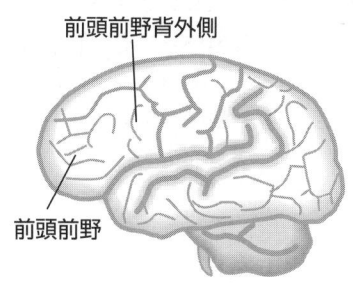

図12.

4. 社会的効果

1）交流への動機付け：

　園芸の過程と結果に対する楽しみの感情は、社会参加と交流技能に欠かせないオープンマインドな態度を引き出す。寝たきりに近い人でも、植物の神経系への刺激により、無反応、無感動、意識低下レベルから、園芸の過程と結果に対する楽しみの感情を呼び起こし、植物や他人への反応を高める可能性がある。

　また園芸作業は、植物に対する責任感と育てる過程で必要な独立心を維持あるいは養うことができる。共同作業では、チームワークに必要な協調性を得ることができる。園芸に関連する様々な活動、例えばバザーへの参加、園芸店に苗を買いにゆくこと、植物園やフラワーショーに出かけることなどを通して社会との接点が増えてゆく。

2）学習機会の提供：

　社会参加と交流技能の学習機会は、園芸活動を集団で行うことで多く設定できる。例えば、笑顔で話しかけ、ユーモアのある受け答えができると、園芸作業がスムーズにすすむという経験を与えることにより、交流技能の学習機会となる。その他、対象者により個別的な教育機会を作ることができる。

3）責任と義務：

　植物は生き物であり、その種類に合った水、土、太陽の光、季節、風通し、肥料など、育つための良い環境を必要としている。土が乾かないように水まきなどの世話をしないと植物は枯れてしまうというように、動物ほどではないが、生きている植物の反応は、世話をする立場の責任と義務の重さを感じさせる。限定された範囲であるがこうした責任と義務の履行を習慣づけるという経験ができる。また、植物であるが故に、もし上手くいかなかった場合でも決定的な失敗感を招かずにすむ。こうした経験および意識は、社会参加と交流の基礎となる。

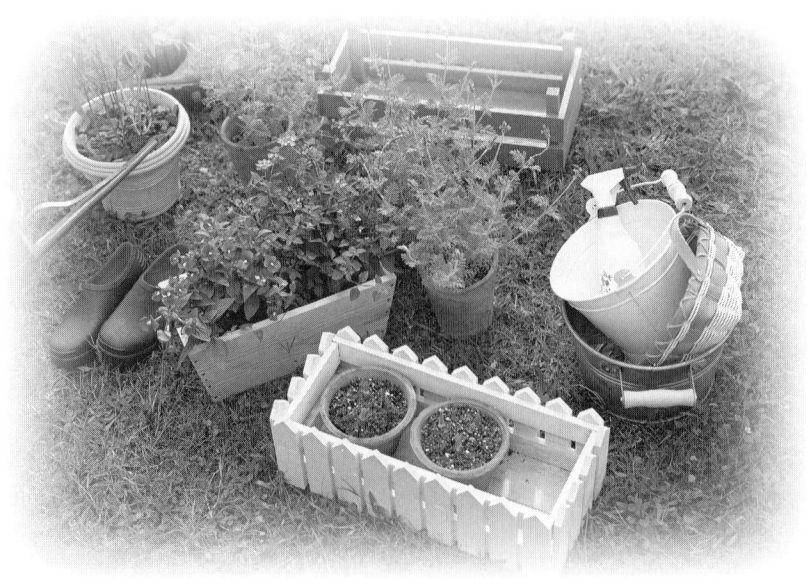

第3節　園芸療法介入のプロセス

園芸療法では概ね図6に示す介入のプロセスを経る。しかし、情報収集や評価よりも目的が先行する場合がありうる。例えば本人の希望により、とりあえず園芸に参加してみるなど、当事者個人と病院、施設、環境によりさまざまなバリエーションが生じる。つまり、それぞれの枠組みは互いに行きつ戻りつしながら、影響を与えているという関係にある。

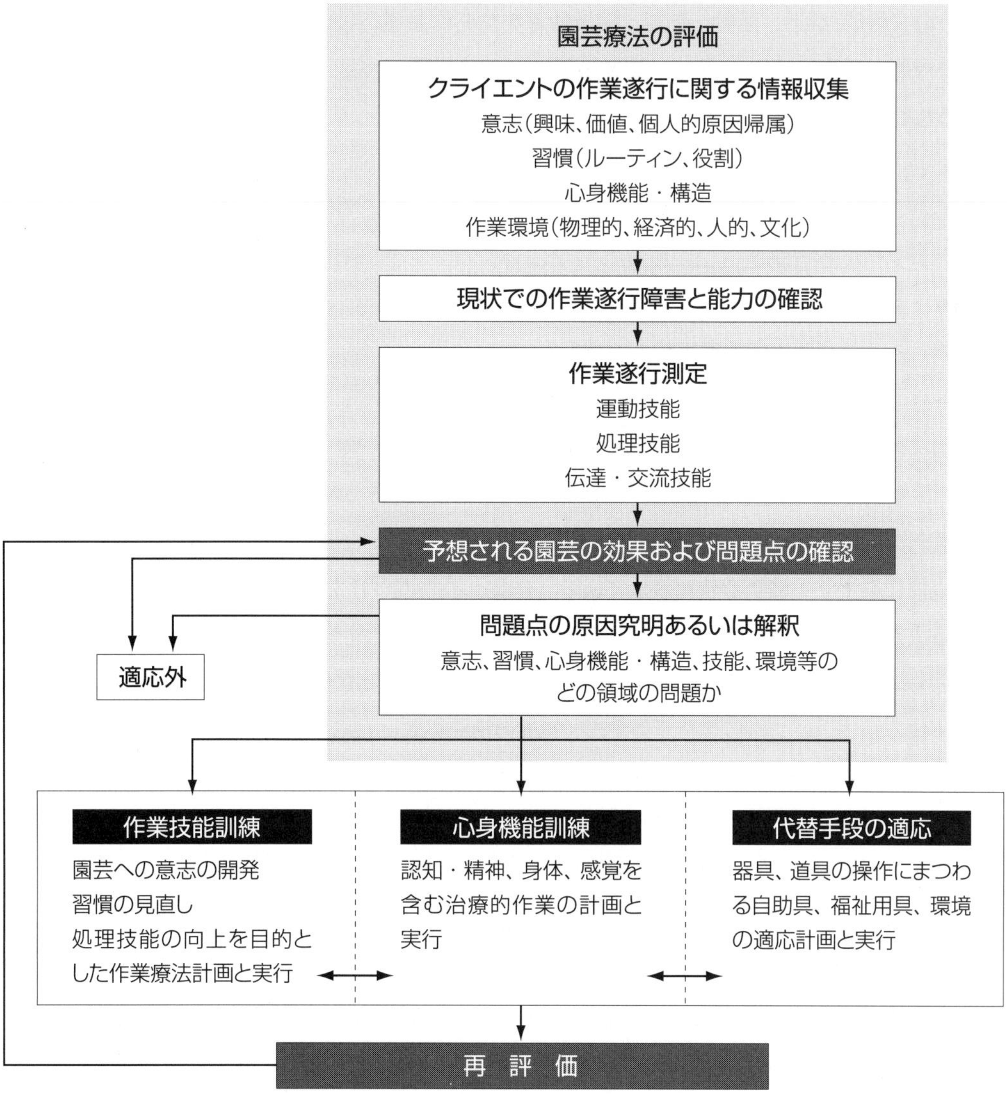

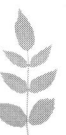

図13．評価と介入のプロセス

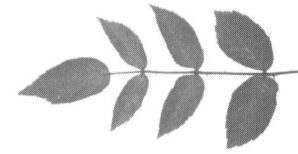

第2章　観察と評価

　セラピストの役割のひとつは、当事者の潜在能力を引き出し、過去の作業歴や経験に基づくニードあるいは目的にむかうニードを明確にして、その実現のために一人一人に合わせた園芸プログラムを考案することである。

　そのために、氏名、年齢、性別、疾患と障害などの基本的情報、および病歴、医学的検査、他部門からの検査結果の内容など医学的情報、そして作業療法士又は他のリハビリ・スタッフが行う心身機能・構造、活動、参加、職業情報を含む作業遂行技能・生活機能評価が必要になる。

　心身機能・構造、活動、参加、職業情報を含む作業遂行技能・生活機能評価の例として以下のようなものがあげられる。

（例）

1. カナダ作業遂行測定（Canadian Occupational Performance Measure；COPM）：
カナダ作業遂行モデルによる半構成的質問紙法で、作業遂行に対するクライエントの認識を調べるものである。作業遂行上の問題を探し、作業の重要度を主体的に確認し（クライエント中心の手法）、さらにその遂行度と満足度を示す過程で、作業遂行に関する認識の変化を調べることができる（カナダ作業療法士協会編、吉川ひろみ訳「カナダ作業遂行測定」）。

2. 意志質問紙（Volitional Questionnaire；VQ）：
人間作業モデルによる質問紙法である。作業への動機づけをうながすための資料となる。ある人が自分の環境に反応したり、自分の環境に働きかけたりする方法をシステマティックにとらえることで、その人の内的な動機の洞察、その環境がどのように意志を強化したり、低下するかについての情報を提供する。意志の構成要素として、個人的原因帰属、興味、価値、動機の表出が含まれる。質問項目は「好奇心を示す」、「行為／課題を始める」、「新しいことをやろうとする」、「プライドを示す」、「挑戦を求める」、「もっと責任を求める」、「間違いを訂正しようとする」、「問題を解決しようとする」、「他人を援助しようとする」、「好みを示す」、「他人にかかわる」、「完成や成就に向けて活動を追求する」、「活動にかかわり続ける」、「活発でエネルギッシュである」、「目標を示す」、「ある活動が特別であるとか重要であることを示す」の16項目よりなる。評定尺度は「自発的（セラピストの援助や声掛けなしに独立して行動できる）」4点、「参加（セラピストから最小限の注意、促し、声掛けが必要とされる）」3点、「躊躇（援助や声掛けが何度も繰り返し必要である）」2点、「受身的（セラピストの援助、声掛け、促しを受けても行動につなげることができない）」1点であり、「該当なし」の場合はN/Aと記す（Kielhofner編著、山田　孝監訳「人間作業モデル（理論と応用）」）。

3. 気分抑うつスケール（Profile of Mood States；POMS）：

一時的な気分の変化をみるもので、園芸療法の精神面での影響を評価することができる。方法は、過去一週間分の「気分の状態」を5尺度（0＝まったくなかった、1＝すこしあった、2＝まあまああった、3＝かなりあった、4＝非常に多くあった）の中から選択し、「気がはりつめる、怒る、ぐったりする、いきいきする」など30項目の問いに答えるものである。気分の変化は緊張・抑うつ・怒り・活気・疲労・混乱の6因子に分類される。

4. パラチェック老人行動評定尺度：

身体機能、ADL、社会的交流技能について簡単にスクリーニング評価できる。機能レベルを分類することで治療計画の適応を判断することができる（King「パラチェック老人行動評定尺度」）。

5. 運動とプロセス技能の評価（Assessment of Motor and Process Skills；AMPS アンプス）：

作業遂行技能について運動技能と処理技能の面からクライエント中心の作業遂行により評価するものである。運動技能とは姿勢、可動性、協調運動性、力、持続性、ペース配分等、処理技能とは知識、時間、空間、対象の使い方と適応性等をさす。問題の焦点化、技能変化の評価ができる（Fisher "Assessment of Motor and Process Skillss" 講習会資料)。

6. 興味チェックリスト（neuropsychiatric institute interest checklist）：

当事者が興味を示す活動を作業療法で提供するため、興味の強さを分類し、そのタイプ、個人的好みの表現能力、弁別能力を検討することができる(Kielhofner 編著、山田　孝監訳「人間作業モデル（理論と応用）」)。

7. 作業に関する自己評価（occupational self assessment ;OSQ）：

人間作業モデルによる質問紙で、生活満足度を評価する(Kielhofner 編著、山田　孝監訳「人間作業モデル（理論と応用）」)。

　これらの評価は、園芸療法にあたって必須ということはなく、場合によっては直接園芸を始めてもその活動中にできる観察、評価の可能性はある。特に福祉施設や地域活動の中では、前もって活動に関する情報と評価を十分整えておくことが難しい場合もある。そのような時、直接園芸活動の実践、参加の状況を観察し、そこから評価することもできる。その例としては次のようなものがある。

第1節　心身機能・構造

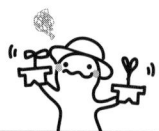

第1項　精神機能

当時者の外観、表情、態度、行動、話し方、声、身体機能の使い方、作業遂行のプロセスなどから、以下のような項目について総合的に観察、評価する。

1. 生理的欲求、安全・安心の充足
2. 症状
3. 衝動・精神的エネルギー
4. 現実感（身体感覚、時間、空間、生活リズム）
5. 鎮静と覚醒
6. 楽しみと満足感
7. 自己コントロール能力
8. 対人交流
9. 意志（価値観、興味、個人的原因帰属）
10. 習慣
11. 身体―精神―認知機能のバランス
12. 環境適応、リスク管理
13. 作業バランス（睡眠、食事、夜と昼のバランス、余暇と仕事のバランスなど）
14. 所属欲求、自尊欲求、自己実現欲求の充足

第2項　身体機能

身体障害分野の対象である脳血管障害、脊髄損傷、多発性硬化症、筋ジストロフィー、脳性まひ、関節リウマチなど、個別に必要な評価の他、以下のような内容が考えられる。

1. 作業方法と姿勢：痛み、ROM制限、麻痺の結果などによる作業方法の制限や姿勢への影響
   道具と材料の使用に関しては、リーチ範囲と協調性の影響
2. 作業耐久性：痛み、易疲労性、筋力低下、注意力や集中できる時間の低下など
3. 感覚障害、認知障害による影響：視覚障害、聴覚障害なども含む

園芸での「苗を植木鉢に植える作業」を評価する場合を例にあげてみると表2のようになる。

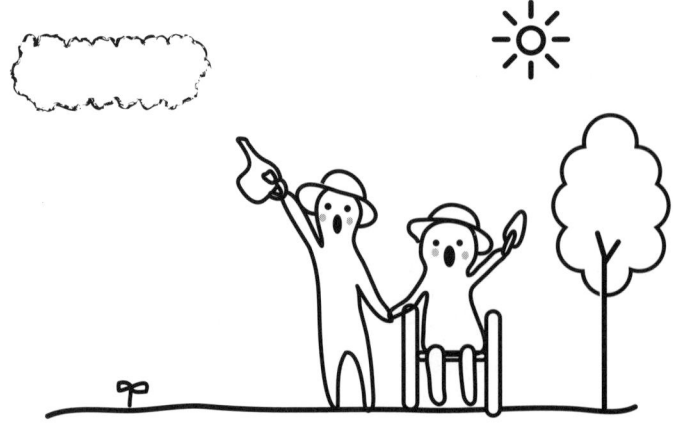

表2. 例：植木鉢に苗を植える作業の評価

評価項目	基　準	備　考
全身所見	立位、座位あるいはそれに替わる作業姿勢をとることができる	ポジショニング指導や環境調整により変化するか
意識レベル 高次脳機能 言語機能	苗の弁別ができる 植木鉢に植える作業の認知・知識がある 植えた後の観察ができる	覚醒／鎮静のバランスを整える薬や一時的な環境要素の影響を排除する 感覚運動アプローチにより変化するか
関節・骨・筋	作業面のリーチ範囲を確保できる スコップの操作ができる 植木鉢を目的にそって動かせる あるいは自助具など他の代替機能を利用できる	両手動作範囲、最大範囲の確認 手指の変形・拘縮・痛みによる可動域制限の程度、筋力、その予後予測を含め、判断する
反射	不随意の動きによるリスクが許容範囲である	運動反射、不随意運動の程度、それを引き起こす刺激との関係
感覚	視覚；苗、土、鉢の弁別 その他；重大な作業行動障害に結びつかないよう管理できる	原因疾患との関係で判断する
呼吸循環機能 内臓器官 脳神経機能等	見合った作業耐性がある 運動負荷が過度にならない程度にコントロールできる	姿勢、休息の必要性、血圧その他のバイタルサイン検査値により負荷の程度を決める

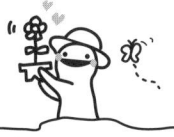

第2節　活　動

第1項　活動の評価項目と適応基準

　活動評価は、作業遂行測定、ADL（日常生活動作）評価などによって得られる。作業手順の効率、つまり園芸の経験や実践への積極性、全体の状況を見通す判断力などを含む。

　まず、行動する上での利点および困っている事はないか、園芸を用いた作業療法となんらかの関係を見つけ出せるかなどが検討される。当時者は、これらのニードを自ら意識しているほうが活動性に結びつきやすいが、重度の障害者では未経験作業において特にその達成感に不安を感じている場合がある。つまり個人的ニードを明確に口頭で表現できない場合がある。この場合、園芸を用いた作業療法のニードがないとしてこれらの作業療法が不適応と判断するのは早計である。むしろ、ニードの明確化へ向けて園芸作業に参加してみるという、「ニードの発見」が作業療法の目的となり得る。ニードを探すために作業療法介入をすることも重要な作業療法のひとつと言える。例えば園芸の作業課題に関するわずかな糸口から活動への関心の程度を知ることができる。

　活動評価項目と適応基準をあげると表3のようになる。

表3. 活動の評価項目と適応基準

評価項目	適応基準	備考
（1）個人の作業遂行における問題点、関心事（意志）	個人的ニードとその問題点について、少なくとも2～3の作業課題をあげる事ができる それらの重要度、関心度が高い	重要度としてCOPM(カナダ作業遂行測定)に準ずると7以上ほしい 妥当性のある興味、価値、個人的原因帰属を持っている
（2）作業遂行技能	運動技能の低さを補う工夫（自助具等の利用）をしている（処理技能） 必要な時に確認や援助を求める（伝達・交流技能）	運動技能とは姿勢、可動性、協調運動性、力、持続性、ペース配分等 処理技能とは知識、時間、空間、対象の使い方と適応性等
（3）作業遂行の満足度	どのくらいできるのか、その結果についての満足度を口頭あるいは動作で示せる 遂行度と満足度の低いスコアやアンバランスを認め、かつ園芸を用いた作業療法の有効性を期待できる	迷いがあっても良い
（4）作業内容の正当性	作業歴上、妥当である 作業バランスが取れている 個人とコミュニティーの、ニードの調和 社会的価値がある 持続性 チャレンジ精神	
（5）日常生活動作（ADL）生活関連動作	自助具や福祉用具、人による介助を含む社会資源の利用に積極的である	
（6）習慣役割	園芸作業へのなじみ感、役割観を持っている、あるいは期待できる	本人および周辺の関係者、物理的、文化的背景を含む

1. 作業意志は、個人の興味、価値、個人的原因帰属からなる（Kielhofner）。

「個人的原因帰属」とは、当事者自身の能力に対する自信、信頼感である。重度障害をもっている場合、自分自身に対する能力の自覚が落ちているのは容易に想像できる。そのような状況の中で自尊心といえるものを口に出すのは難しい場合がある。例えば不明確であっても悩みをもっていたりする場合、その活動に関心があると考えてよい。

2. 作業遂行技能は、実際に可能な作業レベルを問う。運動技能は身体障害の影響を受けているとしても、それに対して福祉用具を含めて、どのような工夫をしているかが問われる。これを処理技能と言う。園芸のために環境を工夫したり、自助具を使ったり、道具類を管理できる能力であり、知識や時間、空間、対象の使い方、資源の利用ができるかどうかが問われる。

次に、交流技能であるが、園芸作業では、作業過程において、さまざまな確認や援助の依頼が必要になってくることが多い。必要に応じて、適切な確認、援助依頼ができるかどうかが問われる。

3. 満足度は、自分が活動した結果についての満足度である。心理学の領域では「フロー

(flow)」(Csikszentmihalyi：「作業が目的となって満足を与えるものに没頭している状態で、このとき仕事、ADL、遊びの枠組みは消える」）と呼ばれているもので、人が自分の技能レベルとほぼ等しい難易度をもたらす作業に没頭するときに生じる楽しい体験の状態を指している。このような作業課題を達成すると自覚・自身が高まり満足感を感じられると考えられる。

重度心身障害者では運動技能やその他の技能の欠如により、園芸を用いた作業療法の結果に満足していない場合がある。このような時は、潜在するニードが高すぎるのかもしれないが、少なくとも活動への気持ちが確認できれば、技能レベルの調整を試み、より満足のできる楽しい作業活動をみつけて挑戦する価値がある。

4.作業内容の正当性についても観察、面接から情報を得る事ができる。作業歴や、現在している作業内容、これからしたいと思うもの、するように期待されている作業を検討することで作業内容の正当性を評価できる。作業バランスの観点から仕事とADL、余暇活動のバランス、あるいは個人の生活と社会参加と環境とのバランスというように、その正当性、妥当性を検討する。個人と環境（家族、友人、職場、コミュニティーなど）のニードの調和、あるいはそれが社会的な価値をもっているか、これからの持続性、チャレンジ精神のようなことから、園芸を用いた作業療法が妥当性、正当性をもっていることを評価する。

5.ADLや家事など、さらに社会参加的な活動も含めて、自助具や社会資源の利用などに積極的で、かつ自分のライフスタイルを選択できているか評価する。

6.当事者の習慣や役割観は、作業の遂行に大きな影響を及ぼす。例えば園芸を幼い時から親しんでいた人、関連した仕事に従事していた人は比較的スムーズに導入できるだろう。しかし、なじみがないからと言って、園芸を用いた作業療法が難しいとは言えない。グループ活動などを利用して、グループ構成員としての役割観を持ってもらうと作業遂行が順調に行く場合がある。

第2項　活動分析

活動分析では次のような二つの視点がある。
1.活動の視点：園芸活動が人間にどのような知覚・認知、運動要素、社会的心理的要素等を求めているかを考える。その作業を貫徹するために必要な、これら構成要素の組み合わせを分析してまとめておくことで、観察により問題となる動きや反応などを推測できる。このようにして、セラピストは作業遂行障害の問題点を評価し、治療介入へとすすめることができる（表4）。

2.当時者の視点：活動をする人がその活動をする時の、知覚・認知的、あるいは行動するパターン等の特異性、個別性をあらかじめ推測する、あるいは観察する視点である。活動のどの段階で問題があらわれ、どのような

遂行障害となっているのかを考え、文章化することで治療介入は、より確かなものになってゆく（表5）。

活動の視点から具体的なテーマごとに活動基準、道具と材料、場所の条件、手順、危険性の配慮とともに、作業遂行領域と構成要素ごとに分析し、記録しておく方法として、次のような活動分析表を用い、空らんを埋めるかたちでの記録がある。

当事者の視点に重きをおく分析では次のようなそれぞれの理念によって枠組みされた項目にそって観察、分析される。

1. 人間作業モデル（MOHO：Model of Human Occupation）
　　意志サブシステム
　　　（個人的原因帰属、価値、興味）
　　習慣化サブシステム（習慣、役割）
　　精神－脳－身体の遂行サブシステム
　　環境の影響（プレス、アフォーダンス）
2. カナダ作業遂行モデル（CMOP：Canadian Model of Occupational Performance）を用いると次のような枠組みとなる。
　　人（中核にあるスピリチュアリティ；
　　　身体的要素、情緒的要素、認知的要素）
　　作業（セルフケア、生産活動、レジャー）
　　環境（物理的、社会的、文化的、制度的側面）
3. ICFモデル
　　心身機能・構造
　　活動
　　参加
　　環境因子・個人因子

4. 運動とプロセス技能の評価（Assessment of Motor and Process Skills,：AMPSアンプス）を開発したAnne G. Fisher等は、作業の観察事項を、運動技能として16項目、プロセス技能として20項目あげている。

以上の例のうち、アンプスを参考にして、まず、自らの作業を想定して演習してみよう。

ここでは、簡単な盆栽の一種である「コケ玉つくり」を例にして、その活動分析（表5）について述べる。

活動例：コケ玉を作る。

活動基準：市販しているコケ玉セット、パック入りを使用すると便利。または、コケ、ケト土、バーク（樹皮）、木炭クズ、肥料、糸を用意する。植える植物を選び、根と全体の形を整える。根をケト土で覆い、糸で団子状に巻き付ける。さらにバークとコケで覆い、その上を糸で団子状に巻き付ける。最後にコケ玉を器にのせ、霧吹きで水をかける。

用具と材料：ハサミ、霧吹き、器、コケ玉パック（コケ、ケト土、バーク、木炭クズ、肥料、糸）。

場所の条件：洗い場があり、土などで汚れてもよい場所。作業テーブルと椅子。

活動手順：汚れ対策として机に新聞紙などを敷く。使用する道具と材料を並べ、コケ玉を作る。器にのせる。水を霧吹きでかける。片付ける。

危険性への配慮：ハサミの使用。アレルギー。

コケ玉つくり活動分析

次の項目にそって自分に該当する活動状況を当てはめて、表4の例を参照しながら記述する。

表4. 活動分析の例1

	分析の観点	内　容
基本項目	道具・材料 作業時間 費用	
作業環境	屋内・屋外・その他	
作業工程	手順ごとに工程を分ける	
運動機能	粗大運動・巧緻性 両手協調性 姿勢・支持性 移動 筋力・関節可動域	
感覚・知覚・認知	必要性 質 空間認知、形の認識など、必要とする内容	
コミュニケーション	個人的な作業か、グループか 言語能力の必要性	
作業の意味	個人的意味 社会的評価	
リスク	心理的（過去の経験、心理的外傷） 身体的（機能、感覚、知覚、認知）	
その他 作業の特徴		

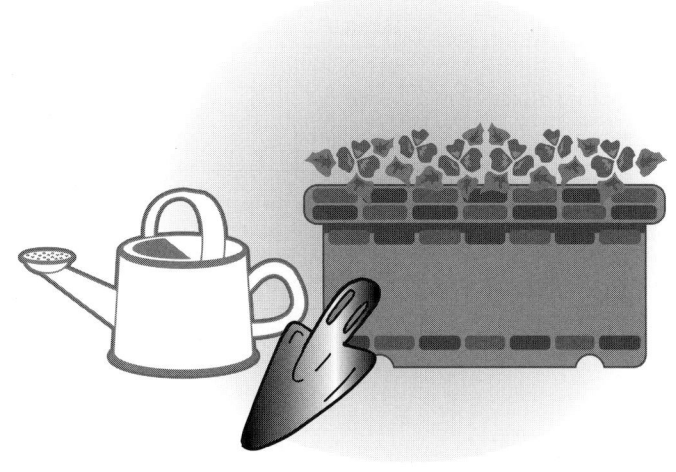

表5. 活動分析の例2

背　景		氏名：　大川　好子
履歴	年齢・性	60歳・女性
	発　達	問題なし
	ライフサイクル	主婦としての趣味活動である。老後の趣味につなげられる
	障　害	左片麻痺および感覚鈍麻がある
環境	物理的	車いす使用。車いす用テーブルが必要
	社会的	発症前には眼科医として開業していた。社会的交流の機会が多く コケ玉作りは話題提供になる可能性が高い
	文化的	園芸は庭師に外注していた。文化レベルは高い
活動遂行領域		
ADL	食　事	該当せず
	整　容	汚れた手を洗うことができる
	更　衣	作業用にエプロンをつけることは困難
	トイレ	該当せず
	入　浴	該当せず
	会　話	初めての作業なので質問をする必要がある
	基本動作　寝返り	該当せず
	起き上がり	該当せず
	座位保持	作業中、車いすに座っていられる
	立ち上がり	該当せず
	立位保持	該当せず
	移　乗	該当せず
	移　動	手を洗うため、道具をとるための移動、操作可能
APDL	家事　炊　事	該当せず
	洗　濯	該当せず
	掃　除	片付けで机の上を拭く、ゴミを捨てる作業などが疑問
	その他	該当せず
	金銭管理	コケ玉の費用を記憶し、支払える
	外　出	該当せず
	買い物	該当せず
	交通機関の利用	該当せず
	電話の使用	該当せず
	その他	該当せず

活動遂行構成要素		
感覚要素	嗅　覚	該当せず
	視　覚	切ってそろえるべき根や枯れた葉などに気づく
	味　覚	該当せず
	聴　覚	OTの説明を聞くことができる
	平衡感覚	作業中の座位バランスが必要
	表在覚	左手でコケ玉を押さえる程度を目で確認する
	深部覚	左手の位置、運動は目で確認している
知覚要素	立体知覚	植物の根を丸くまとめる時に必要。問題なし
	身体図式	身体の各部関係を理解している。問題なし
	左右弁別	該当せず
	形の恒常性	該当せず
	空間定位	上下関係を理解している。問題なし
	地誌的見当識	道具や材料を適宜選択する時に必要。問題なし
	図地知覚	土をひろげ、植物を置く時に必要。問題なし
	奥行きに関する知覚	器に置く時に必要。問題なし
	空間関係	道具、材料、自分自身の距離を把握できる。問題なし
活動遂行構成要素		
認知統合および認知要素	見当識	自分が誰で、どこにいるか、何をしているかわかる
	認　識	植物を判別できる
	注　意	土やコケがバラバラにならないように集中できる
	活動の開始	すぐに作業に入れる
	活動の終了	器に出来たコケ玉を置き、片付けに入れる
	記　憶	コケや植物の種類に応じて扱い方がわかる
	順　序	作り方の順序がわかっている
	分　類	使って余った材料を、適宜分類して戻せる
	概念構成	手順がよい
	空間操作	道具や材料を使いやすいようにおいて置ける
	問題解決	途中で間違いに気づくが、左手の麻痺により不十分
	学　習	主に片手動作のために間違いを何回か繰り返す
神経筋骨格要素	反　射	姿勢反射
	筋緊張	姿勢および右手使用により、緊張亢進（共同運動）
	筋　力	左手は簡単な支えに使用できる
	関節可動域	道具や材料をとる時に必要
	姿勢コントロール	リーチ時に作業姿勢の身体アライメントを崩す危険性
	姿勢アライメント	座位作業中、患側体幹が後ろに引かれ、側屈ぎみ
	耐久性	必要な時間である30分間の座位作業可能
	粗大協調性	左側で共同運動に支配される

運動要素		正中線交差	左から右へ手を交差することが困難
		ラテラリティー	利き手は右で、問題なし
		両手の協調性	コケ玉の成形、糸での固定で必要。右優位となる
		運動コントロール	右問題なし。左で手指の運動コントロールに問題あり
		運動企画	問題なし
		巧緻性	ハサミの使用、コケ玉の成形など、右手優位作業
		目と手の協調性	左手の作業確認に支障をきたす
心理社会的要素	心理的	価値	伝統としての盆栽に価値をおいている
		興味	以前の趣味である園芸を、できる範囲でしたい
		自己有能感	コケ玉づくりには不安を感じていた。土をしっかり固めることができず、結果に満足しなかった
	社会的	役割遂行	医師をやめ、主婦としても役割が確立されていない
		社会的行動	以前のつながりによる交流機会は多く、積極的である
		交流技能	仲間同士の情報交換、質問等問題なし
		自己表現	障害受容できており、問題なし
その他			

（斉藤さわ子　1999年）原　和子他「実習ADL/APDL［学生のためのワークブック］」P202-208　改変

第3項　活動体験記録

前項の活動分析により、園芸のもつ様々な要素を多角的に理解することができる。次に、これらの作業要素を治療や援助に応用するステップとしてその活動の、目に見えにくい部分を捉えておく必要がある。作業活動がもつ「質」の理解として、作業に伴う個人の感情や態度と動機づけられる変化について、他者を観察する前に、自らの作業体験を記録してみるといろいろな気づきが得られる。セラピーの対象である障害者やその他のクライエントに接する前に、(表6) の用紙を用いて自分の活動体験を振り返り、自らの感情と変化、隠れた要素を認識し、まとめてみることをお勧めする。

表6. 活動体験記録表

活動体験記録

氏名：　　　　　　　　　　　　　年月日：

活動名：

□この作業活動を始める前に感じたこと

□この作業活動中に感じたこと

□この作業活動が終わったときに思ったこと

□この作業活動で、自分に必要だ、欠けている
　（感情・精神・身体面など）と思わされたこと

□作業中、最も身体的に努力を要したところ

□効率良く作業活動するための工夫

□作業活動の安全性を高めるための工夫

□作業活動中、特に何を手伝ってもらいたかったか。

　また振り返りとして作業の内容についてアンケートをとっておくことで、当事者の好みを把握できる。例えば、身体障害療護施設での27名のアンケート結果（図14）では、園芸に対する高い満足感が示された。特に嗅覚や視覚など感覚器官への刺激、他者との交流、意欲の項目に高い値が示された。反面、上肢の運動、使用感、水まき、雑草、管理など、園芸にともなう身体機能の活用に対する満足度が低かった。

（原 和子、建木 健、藤田さより）

図14. 園芸に関するアンケート　　平均値

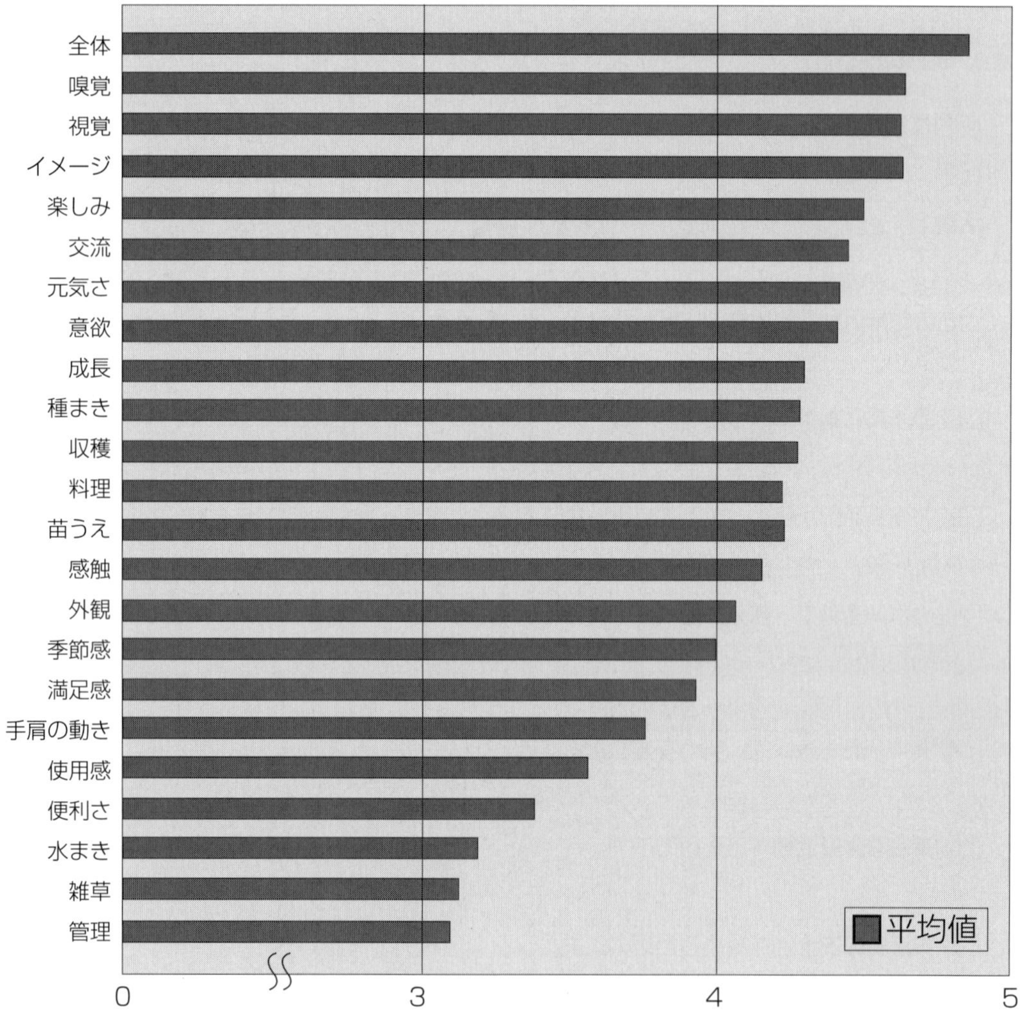

第3節　参　加

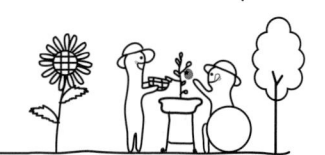

　評価項目として集団でおこなう活動への参加能力（心理社会的評価）、精神的な問題やコミュニケーション能力（伝達交流技能評価）を含む。

　集団とは、「多くの人や物の集まり。規則的・持続的な相互関係を持つ個体の集合体（広辞苑）」である。集団を形成する生物は人間を始め、多く存在する。哺乳類をはじめ、鳥類や魚類、さらには蜂や蟻などさまざまな生物が集団を形成し、それぞれの社会構造を持って生存している。生物にとって集団の意義は「集団をなす個体が集団によってその種族の維持をより有効ならしめている。だから見方によっては、集団は種族維持のための個体の共働であると言えそうである（Allee）」。種族の維持は生物にとって「群れること」は必要不可欠な要素であり、集団を形成することによって、より安定した生命維持活動を得るための行動といえる。

　人においても同様に集団を形成する。原人の時代より人は「群れ」を形成し、ある一定の秩序を保って生活してきた。「群れ」構造は変わりつつも、現代社会においても変わりなく未来永劫続くものであろう。「群れ」はさらに目的活動を持つことになり、「群れ」からより社会性をもった集団へと変化を遂げてきた。誕生ともに人は集団に属することになる。その最小集団の始まりが母子関係であり家族成員として始まる。集団は、人のライフサイクルとともに、より複雑かつ構成的な集団へと変化していくこととなる（表7）。

表7．集団の発達過程

発達段階	対象集団	個人に対する集団の機能
誕生からしばらく	母と二者関係	基本的な信頼関係をそだてる
3、4歳頃まで	家族集団	ひとにとっての基本となる集団 ひとの関わり
5、6歳まで	遊び集団	ひとの中において遊ぶ 他人との距離や自発性の基盤
学童期前期	学習集団	年長者から教わる 社会的な役割や社会生活のルール
青年期に向けて	仲間集団	同性、同年代、身内のきまり、二者関係 権威関係（親、先生）からの自立
自立に向けて	準拠集団	自立（自己同一性）への拠り所
社会の中での病や老い	学校、職場、地域、そのほか集団の喪失	個人の社会的位置づけ 人生の物語を完成させる場

集団の発達過程　山根寛、香山明美、加藤寿宏、長倉寿子：ひとと集団・場　—ひとの集まりと場を利用する—、三輪書店、p22、2007

　この発達過程と同様に、集団自体も発達する。母子との二種関係からより目的を持った集団へと変化を遂げることとなる。

　園芸療法では、さまざまな模擬的集団を形成することが可能であり、発達段階をなぞることで精神的に高い段階への発達へと支援できる。

活動の評価と同様に、雇用、作業所、大学等教育機会、余暇活動、社会貢献などへの参加動機づけが高く、積極的な態度でのぞめる人ほど園芸を用いた作業療法の適応性は高い。

　伝達と交流技能評価は仕事や余暇活動を含め、園芸を用いた作業療法の結果を社会に理解してもらい、参加支援してもらうために必要な技能である。自分のニードに合った援助を効果的に得ることができるかどうかが検討される（表8）。

表8. 参加の評価；心理社会的評価、伝達交流技能評価

評価項目	基　準	備　考
雇　用 スポーツ／レジャー 教育／学習 その他の社会貢献	職業等能力上の有効性 心理社会的参加の可能性の増加 選択肢の拡大	職場、学習の場、地域等の理解
情報の交換	口頭で、あるいは代替手段で他者と交流できる。	交　渉 アピール
協業関係	主張したり、尋ねたりしながら関係維持が可能 必要な時に質問できる	チームワーク 連　携

第4節　環　境

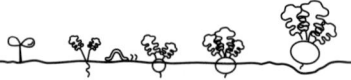

　前述の活動、参加、伝達交流技能は環境に大きく依存している。環境は物理的空間、対象物、集団、社会・文化といった項目を含み、活動の文脈を観察評価するにあたっては相互の影響を考慮する。園芸をする場所が、庭かベランダ、室内か、日当たり、温度、季節、あるいは植物と関連する対象物、園芸に関与する人々などが評価される（表9）。

表9. 環境評価

環境項目	基　準	備　考
住　居 生　活 社会・文化	園芸に適した物理的環境がある 家族や周辺へ迷惑をかけない	健全な作業環境の確保
医療と福祉	医学的なリスクが少ない 医療と福祉に関する援助を得られる	アクセス 経　済

第5節　園芸に関わる個人的理由

　WHOのICF分類では「個人因子とは、個人の人生や生活の特別な背景であり、健康状態や健康状況以外のその人の特徴からなる。これには性別、人種、年齢、その他の健康状態、体力、ライフスタイル、習慣、生育歴、困難への対処方法、社会的背景、教育歴、職業、過去および現在の経験（過去や現在の人生の出来事）、全体的な行動様式、性格、個人の心理的資質、その他の特質などが含まれるであろう」としている。このような項目を評価することによって、個人に特化した園芸療法を、どのような問題に対しどのような目的で用いるのか、リハビリテーション上の問題点と目標を明確化できる。この時、顕在化している本人のニードに限らず、過去において習慣としていた動作が、萎縮や変形、褥瘡、痛みなどの二次的障害を起こしている危険性もあり、健康を配慮した上で潜在的なニードの掘り起しにも注意を向ける必要がある。

　個人的理由の背景を観察、評価するには、以下のように一般的な事例をもとに推測できる。

性別：園芸は性別に関係なく受けいれられる作業である。むしろ、盆栽、菊作りなどは男性に好まれる。

年齢：子供にとっては遊びであり、学習機会となるなど、年齢相当の植物の知識、経験、管理、応用能力と関係する。

健康状態、体力：花の観賞は一般に受け身的あるいは軽作業である。土を作る、伐採するなどは重作業であり、その時の健康状態に関係する。

ライフスタイル：退職者や主婦は家庭や地域のつながりを中心に園芸活動をする。農家や園芸関連学科の学生は仕事として園芸や農業を行う。一般の学生や都会のサラリーマンにとって、園芸はレクリエーションやレジャーとしての意味付けとなる。仏花を供えるのは宗教的背景であるなど。

習慣：種まき、草取り、水やり、土作り、肥料を管理するなど一年を通して、定期的に繰り返される作業が多い。

役割：園芸作業に伴う責任と役割にはさまざまな段階（簡単から難しいレベルまで）がある。困難への対処法、社会的背景、教育歴、職業、経験、その他の特質などは行動観察や当事者の語りのなかから推測できる。

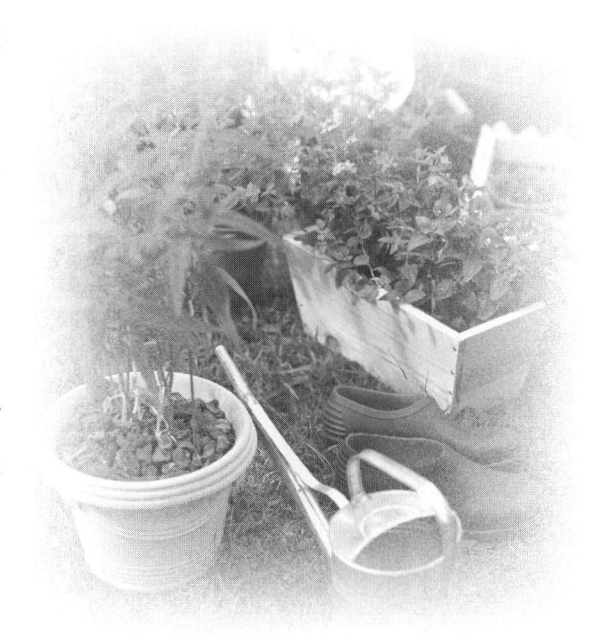

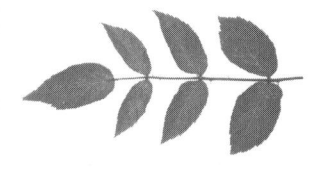

第3章 園芸療法の計画

　園芸療法を計画する場合、目的とその根拠をできるだけ具体的に示しながらすすめると、実施後の振り返りが容易であり、将来に向けてより良いプログラムを維持あるいは発展させていける。

　病院のリハビリテーション医療では個別プログラムが作業療法士によって組まれることが多い。一方、施設や地域医療では、グループでのプログラムが多くなる。

　以下に、病院や施設、地域社会における園芸療法の目的とその根拠に基づいたプログラム例をあげる。

第1節　生命維持レベルへの働きかけ、食欲の増進プログラム

第1項　飲　む

　ハーブティーなど、園芸作業の収穫を飲み物にして楽しむプログラムを用意する。嚥下障害の疑われる場合は、ゼラチンなどにより飲みやすい程度にとろみをつける。

第2項　食べる

　ハーブゼリー、ハーブシフォンケーキなど、収穫物を食べるプログラムを作る。ビスケットやケーキも良い。嚥下のリスク者（例；高齢者など）には、ゼリーや柔らかいシフォンケーキが勧められる。

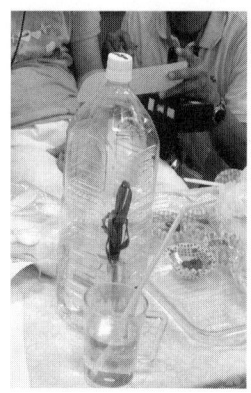

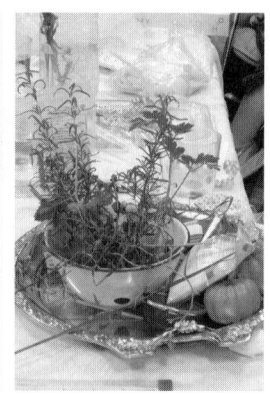

第3項　食欲増進刺激

　レモンや梅干しを見て唾液が分泌されるなどの経験は誰でも持っている。ウナギ屋、焼き芋屋の前を通り、その香りを嗅ぐとお腹がとてもすいているように感じる。このように、飲食の前にお茶やコーヒーの匂い、パンの焼ける匂いなど、様々な料理特有の匂いと、視覚による刺激は食欲増進のプログラムになる。特に和食の文化は、「見て楽しませる」ための器や食べ物の盛りつけ方などで食を楽しむ傾向がある。飲み物や食べ物を連想させるような季節の草花を飾り付ける工夫は食欲増進プログラムの一環となる。その他、野菜や果物に水やりなど簡単な作業に参加できれば、自分で作ったものへの飲食への動機づけとなる。パーティーなどグループで楽しむ機会を作れば、さらに美味しく飲食がすすむに違いない。

第2節　神経系への働きかけ

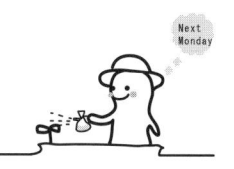

　園芸療法による神経系への働きかけについては、感覚統合分野の研究（King）からまとめられてきた内容、そしてアロマセラピーの分野からの知見、あるいは味覚や視覚からの刺激に対する一般的な経験からも様々な効用が期待されるところである。

第1項　覚醒レベルを変化させる

1. 覚醒を高める

(1) 作業姿勢：頭をあげ、胸を張って酸素を多く取り入れやすくする立位、あるいは座位姿勢の矯正や保持により酸素摂取量の増加が期待され、気分の高揚が得られる。園芸活動による運動、例えば肘を伸ばすことにより胸郭がひろがり、酸素摂取量の増加が得られる。また、身体を起こす、あるいは作業のためにつかまり立ちをすることによる抗重力筋の運動や骨への圧刺激も、覚醒度を増す。

(2) 嗅覚刺激：自然の草花の香り（レモン、ペパーミント、ローズマリー、ユーカリなど）は覚醒を高めると言われている。加齢による五感の低下は、視覚、聴覚、嗅覚の順に訪れるとされているので、比較的残存しやすい嗅覚能力から促される回想は、視覚や聴覚のそれよりも鮮明であるとされている。また、嗅覚の減弱が軽度認知症の存在において関与するとの報告（Wilson）があることから、適度な嗅覚刺激は精神面への刺激としても有用であるといえる。

　さらに、嗅覚刺激は脳の反応が速いと言われている。

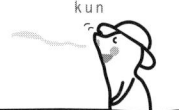

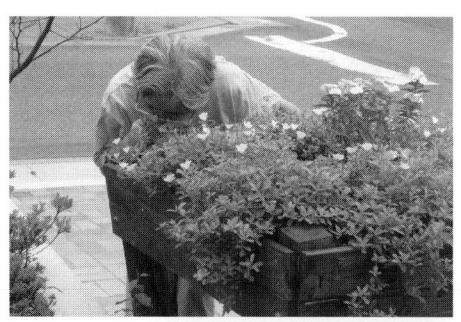

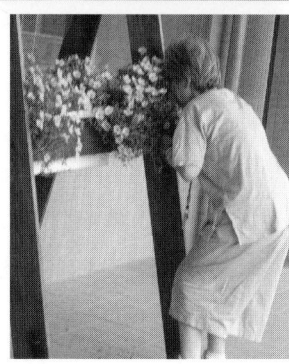

レイズドベッドに植えられた花は香りを嗅ぐにも適切な高さとなっている。上のレイズドベッドは70cm、下は93cmの高さ。共に木製、手作りによる。写真の女性は、花に触り、香りを嗅ぐために施設の外におかれたプランターを習慣的にみてまわっている。精神障害者救護施設

(3) 触覚刺激：覚醒を促すような変化のある軽い触覚は、植えられた草花を採取する時、あるいは土に触れるなどの作業から得られる。

(4) 聴覚刺激：グループ活動やセラピー介入時の言語コミュニケーションによって得られる。

(5) 固有受容器、前庭系の刺激：一連の園芸活動が導く運動による刺激を含む。病院や施設での変化の少ない生活は、環境からの刺激を剥奪している。これは感覚剥奪と呼

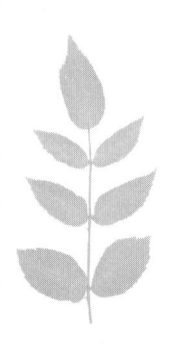

ばれ、比較的長期に亘る脳波の変化をもたらすばかりでなく、無感動やモチベーションの喪失をもたらす（Zubek）。感覚入力の増大、特に運動による固有受容器、前庭系への刺激は、環境への関心を喚起する。モチベーションが先行するのではなく、運動による刺激からモチベーションが出てくる。つまり運動による結果であると考えるべきである。運動に必要な感覚データの処理を改善する、つまり脳の連合野（記憶）の回復と改善には脳幹の輻輳核への十分な感覚入力（前庭覚、固有受容覚、触圧覚）が必要となる（Ayres）。

(6) 視覚刺激：屋外での園芸で陽をあびることにより、あるいは明るい場所での作業により得られる光エネルギーは、後頭葉にある視覚中枢に達し、その一部は、脳の松果体に刺激を与え、睡眠物質のひとつであるメラトニンの血中濃度を下げ、活動のための活力源となる（荒井　稔）。

2. リラックスおよび沈静させる

(1) 安静姿勢：リラックス姿勢のとれるリクライニングシート上、あるいはそれに近い姿勢で植物と触れ合う機会を提供する（例：芝生に横たわる、木にもたれる、ハンモックに寝る姿勢）。

　作業では、できるだけ無理のかからない姿勢とするために、椅座位作業がすすめられる。

(2) 触圧刺激：優しくリズミカルな、マッサージ効果が期待できるような葉や花の触覚が期待できる環境を作る。芝生に横たわる、草に覆われる、掛け布団のようにワラ束などの重みに覆われることにより得られる圧刺激なども良い。

(3) 快適な温度と湿度：温室でのゆっくりした園芸活動などが考えられる。さらに、菖蒲湯、ゆず湯、その他のハーブ湯などのように入浴の楽しみに付け加えると、触覚、嗅覚および視覚刺激などの相乗的効果が期待できる。

(4) 同じテンポが続く軽作業：花がらつみ、雑草とりなどは、その例である。

(5) 聴覚刺激：園芸作業で得られる風にそよぐ草花の葉音、昆虫の羽音など、継続した比較的小さな心地良い音がその例である。

(6) 嗅覚刺激：カモミールやラベンダーには不眠やイライラに効果があるといわれ、穏やかな鎮静作用がある。ポプリ（乾燥ハーブ）にして小さな枕などが作れる。

(7) 味覚刺激：ハーブティー、クッキー、ケーキなど甘味によるリラックス効果が期待できる。

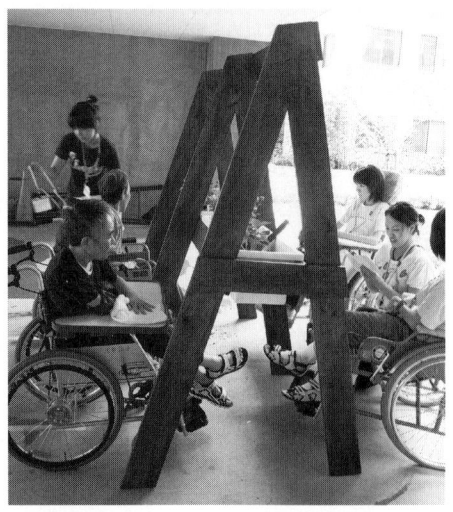

高い位置におかれたプランターは、車イス使用者にとっても観賞しやすい。

第2項　ストレスホルモンを代謝する

　病院や施設内での生活は自由を制限されることがあり、拘束感をともなう。

　これは身体的・精神的ストレスとなることが多く、コルチコ・ステロイド（副腎皮質ホルモン）の蓄積をもたらし、さらには、視床下部のホルモン放出因子と神経伝達物質をもたらすことになる（Gal & Lararus）。ストレスホルモンは、スポーツなどの闘争的身体活動によって代謝される。この応用として園芸活動ではスポーツのような、枝や木の伐採、草取りなど、カタルシス効果を期待できる激しい活動を用意できる。一方、通常の園芸活動などの身体活動でも効率のよいストレスホルモンの代謝を促すとされている（Gal & Lararus）。

第3節　能力化、可能化（competency. empowerment. enabling.）

　園芸作業ができると、その達成感から自尊心、自信、幸福感が生まれる。この効果をめざして、下記に掲げるような園芸技能の学習と方法の工夫、および園芸の個人的あるいは社会的意味と価値を付加するよう努める。作業の可能化はさらに作業の能力化を導き、向上への良循環が期待できる。

第1項　園芸作業ができる環境を整える

1. 作業方法の変更

　次のようにニードに合わせた対応が求められる。

(1) 片まひで、片手動作となる場合、両手作業を片手でもできる作業に変更する。
(2) 義手などでは、道具を安全に固定できる手先具とする。
(3) 末梢神経損傷では、個別目標を立てる。
(4) 失認、失行などの障害には手順や指示を工夫する。
(5) 感覚障害、筋力低下、関節可動域制限、痛みなどに対する個別指導を用意する。
(6) 立位、移動、歩行障害などでは訓練か、代替方法の提示か、その他の支援かなどにより内容を考慮する。

2. 介助の提供

　対面介助では、当事者の姿勢バランスが良く、セラピストが側面に居なくても倒れる心配の無い場合に向いている。対面に居ることで介助をできるだけ少なくし、動ける範囲の確保についてコントロールできる。当事者の対面までのリーチ範囲を広げるためには、用具や材料をできるだけ最終域に置くようにする。

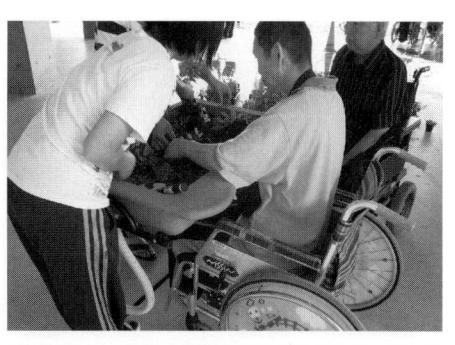

側面介助では作業の邪魔にならないように、待つ姿勢を保つ。また手を出しすぎないように注意する。

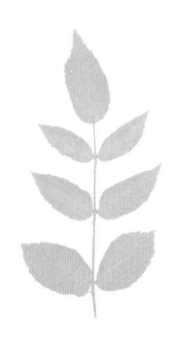

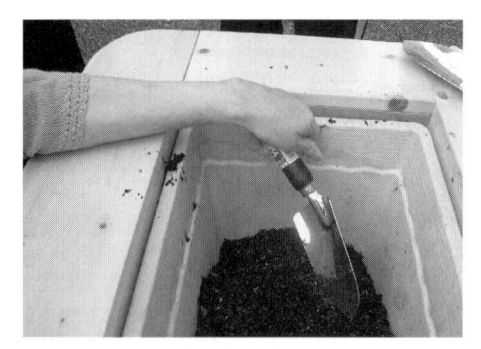

脳性麻痺者による普通の取っ手の使用。すぐに手から外れてしまう。

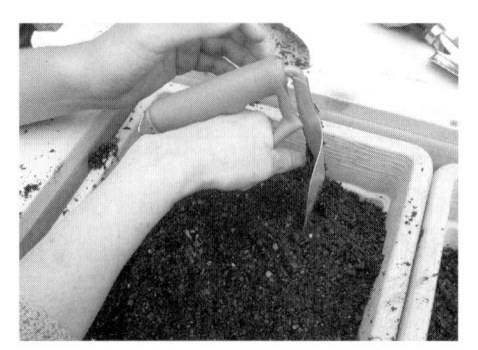

垂直柄でカフ付スコップの使用を試みる。写真上に添えられている手は介助者。

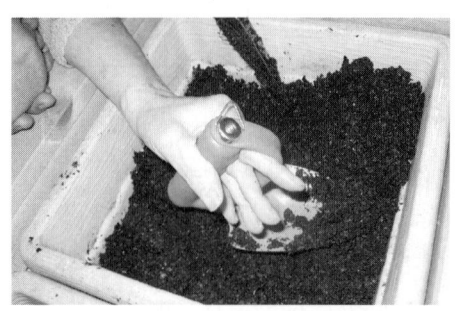

同じスコップでも握り方を変えてみることで作業しやすさが増す場合がある。しかし肩屈曲運動では作業がとまりがちになる。

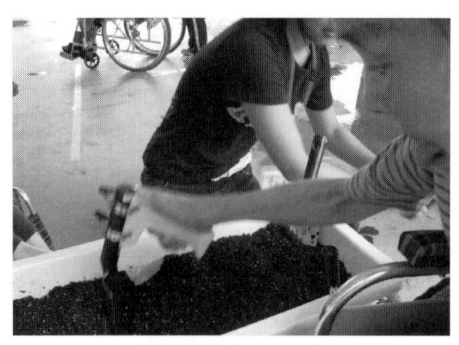

垂直柄スコップで肩伸展方向への運動により、スピードのあるスコップ使用が可能となる。

側面介助では、バランスを崩すなどのリスクがある場合に向いている。この場合はすぐに支援できるよう側面にて待機する。注意深い観察を主とし、手を出しすぎないようにする。

グループ活動での介助では、それぞれのグループ構成員の関与について、誰もが心地よく、役割を持って参加できるように配慮する。

3. 時間配分

園芸に伴う作業は植物の成長にあわせた工程が求められるため、途中で作業を止めるなど、対象者の都合にあわせた時間配分が難しい場合がある。したがって、少々の対応の遅れや変更にも耐えられるような植物の種類を選択しておく必要がある。つまり、丈夫で取り扱いが容易な植物を選択すると、セラピー上の都合による時間配分の可能性が増す。

例えば、関節リウマチなど、痛みが比較的抑えられる午後の時間帯を選ぶ。その他、一般に心身の集中力や耐久性に合わせた時間配分を考える。また、準備、片付けなどの時間も考慮し余裕を保つ。

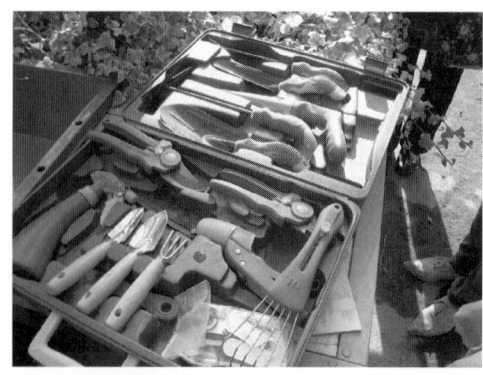

使いやすさを考慮した園芸用具セット。
イギリス製市販品

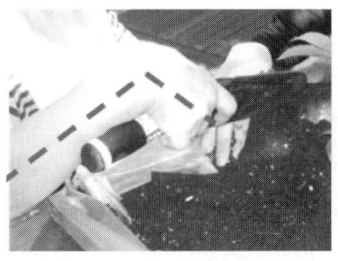

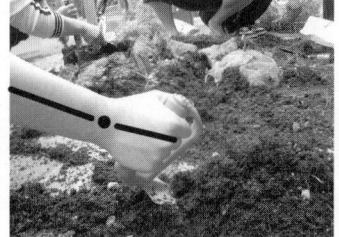

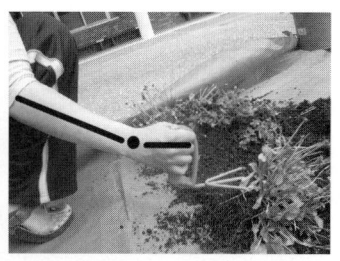

普通のスコップでは尺側偏位となる。　　　　　　垂直柄により尺側偏位が矯正される。

4. 自助具、園芸用具の利用と工夫

　多くの市販されている園芸用具の中には、良く考えられたデザインで、身体機能の代替として利用できるものがある。もし、適当な自助具となる道具が手に入らなかった場合、スポンジを巻いて太柄にする、柄にカフをつける、柄の角度を適当に曲げるなど、簡単に工夫できる場合がある。プラスティック製のスプーンやフォーク、ペットボトルをカットするなどしてスコップなどの代替道具とすることもできる。

　自助具例には次のようなものがある。

(1) 小さなスコップや熊手：易疲労性あるいは筋力が弱い場合、軽くて小さな道具類は当事者へかける負荷が少なくてすむ。高齢者、関節リウマチ者、神経・筋疾患者などへの適応が考えられる。日本では盆栽に使用するための小さな道具が市販されている。取っ手が細くて握りにくい場合は、スポンジなどを巻いて、柄を太くする。

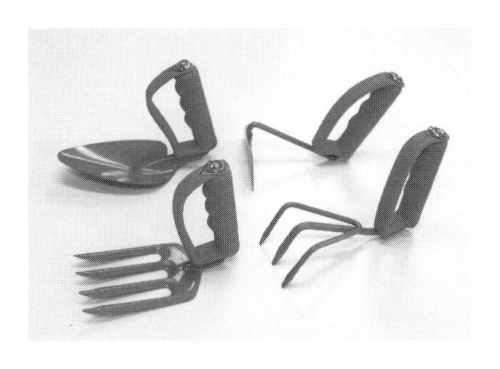

(2) フック型取っ手やカフがついたスコップ類：スコップなどをしっかり握れない場合、フックに手指をさし込み、ひっかけるようにして使用する。指が不随意に開いてしまう脳性麻痺者、しっかりつかめないが手関節は固定できる頚髄損傷者などへの適応が考えられる。また尺側偏位も矯正される。

(3) 太柄のスコップ類：握力が弱く、しっかりした握りができない場合、太柄のスコップ類が利用できる。普通の柄にスポンジを巻くなどして自作できる。

(4) 垂直柄あるいはカーブ柄の道具類：
手関節あるいはMP（中手指節間）関節の尺側偏位を予防する。

　あるいは手指の不随意運動があっても、手関節よりも大きく安定している肘の粗大な屈曲・伸展運動による土おこしなどを可能にする。

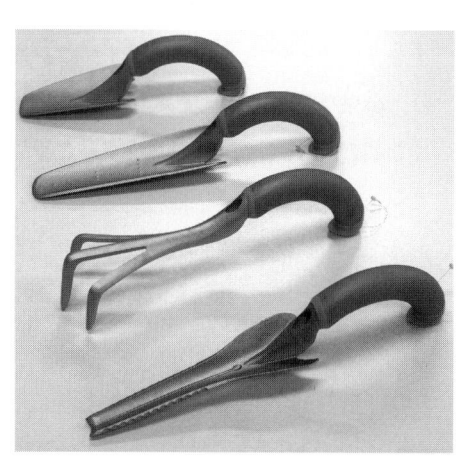

ラディアス　セット

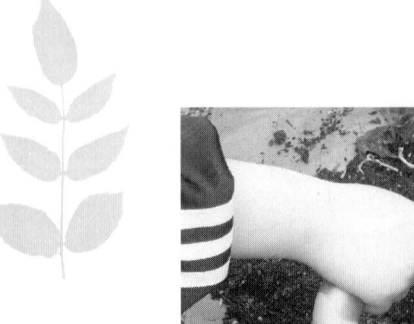

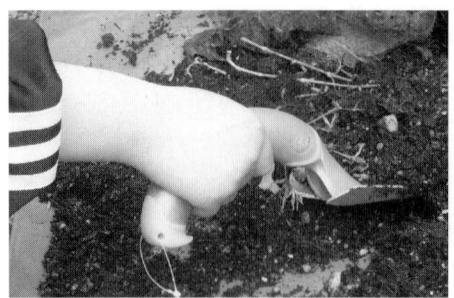

カーブおよび太柄のスコップを使用すると作業中の手関節およびMP関節の尺側偏位が少なくなる。

(5) 長柄の道具類：長柄のスコップ類、リーチャー、高枝切りハサミなどは、上肢近位筋の関節可動域制限がある当事者にとって、手の届く範囲を広げる自助具として用いられる。しかし、そうした道具の扱いには思わぬ力を必要とする。力を分散するために両手で使用する、あるいはテコを利用するなどの工夫が求められる。

(6) テコの原理を利用した道具類：雑草を抜く草取りフォークとして、支点となる突起をつけたものが市販されている。ジョウロなどでもテコの原理を利用して水やりを工夫できる。

(7) 水やりのための道具類：水やりをスプリンクラーや穴のあいたホースを巡らす工夫により代替する場合、その水栓、あるいはスイッチを、レバーやプッシュするタイプに工夫する。小児などの場合、玩具のポンプや水鉄砲などを利用し、楽しい活動とすることができる。

5. レイズドベッドのデザインと適応

　レイズドベッドとは、床からレイズアップ（raise up）された園芸作業面のある植え床である。別名、立ち上がり花壇とも呼ばれ、土の上ではブロックやレンガ、丸太や板などの柵により土留めされて作られている。利点としては日当たりが良くなり、腰をかがめることなく楽に作業ができ、庭の見栄えがよくなるといったことがあげられる。障害者に対しては、地面ゼロ面から車いすなど座位による作業台の高さにあわせて作業面を立ち上げることで利用しやすさ（accessibility）を提供している。

　本来、園芸は大地の恵みを享受するために、地面ゼロ面での作業が望まれる。子供の頃は、草の生い茂った原っぱを駆け回ったり、寝転んだりするのが楽しみであり、近所総出の年中行事である草刈りがあると、その後のすっかり刈られてしまった空間をとても残念に思ったものである。

　病院や施設では、地面から直接立ち上がったレイズドベッドのほか、作業療法室内などで楽しめる植木鉢やプランターの応用が考えられる。こうした移動できるレイズドベッドを利用することで、芝生に寝ころびたい感情や大地が提供する自然の恵みを代償できる。植木鉢、プランターは、水平移動、垂直移動とも簡単にできる。車のついた水受け、台、飾り棚、机などの利用が一般的である。さらに工夫された可変式のレイズドベッドは市販されているものもある。

(1) レイズドベッドのデザイン

目的、場所などの条件に応じて様々なレイズドベッドのデザインが考えられる。以下、いくつかの例をあげる。

① 「だれでも花壇」(市販品　http://www.welfare-shinken.jp)

産学共同研究により生まれたレイズドベッドである（聖隷クリストファー大学、信建工業株式会社）。

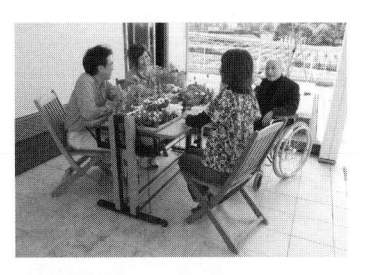

特徴
- ●高さ調整が、片側ごとに4段階で可能（40cm、70cm、75cm、80cm）
- ●キャスター付きのため移動が簡単
- ●折りたたみ式テーブル付き
- ●市販のプランターを設置できる

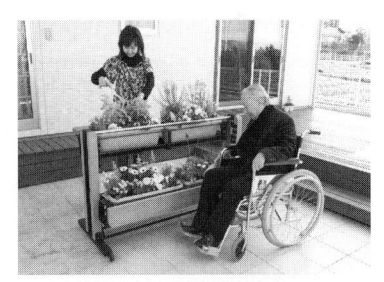

奥、高さ80cm、手前、高さ40cm

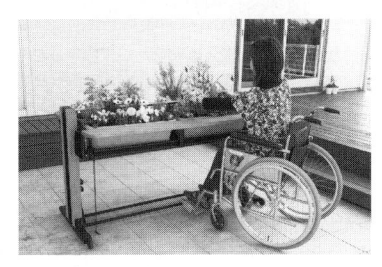

高さ70cm 設定

② 手作りレイズドベッドいろいろ

●木材をネジでとめて、組み立てる。中にはビニールシートを敷き、底に穴をあけておく。

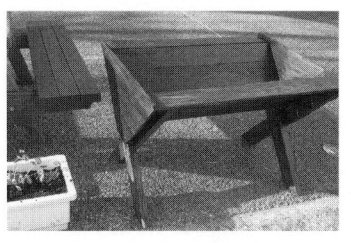

浜名湖エデンの園、作業療法士、萩田邦彦氏作

●市販のプランターあるいはプラスティックの箱が収まるように周りを木材で囲み、テーブル状に足をつける。

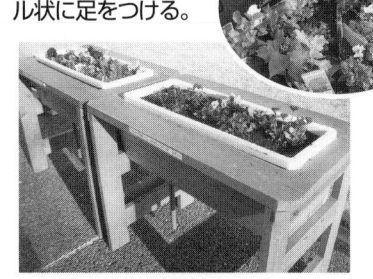

●植木鉢の大きさに穴をあけ、立位作業を目的につくられたもの。

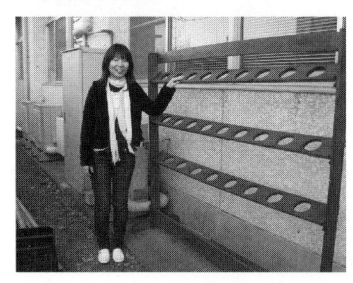

聖隷クリストファー大学の授業で学生作

●立位での作業を目的にしたレイズドベッド。

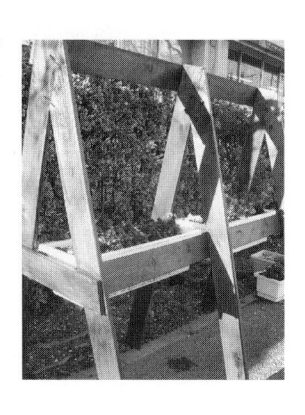

聖隷クリストファー大学の授業で学生作

第3章　園芸療法の計画

2) レイズドベッドの適応

適応には当事者の個別性にあわせて考慮する。姿勢や動作の観察から調整できる例について以下に述べる。

作業面の高さ：

①膝の高さ（約45cm）

肘伸展位で肩の運動により作業する当事者の場合、肩の屈曲・伸展運動に依存するので車イスの側面か、斜め横に置く。肩運動に限らず、躯幹の運動も含めた粗大運動により苗の植え付けなどをする場合は、当事者のフロントよりもサイドにプランターを置くことで作業が可能になる場合がある。肘伸展・肩屈曲運動よりも肘屈曲・肩伸展運動が有利である場合も同様である。

円背などで体幹前傾姿勢による作業では、低めの作業面が好まれる。

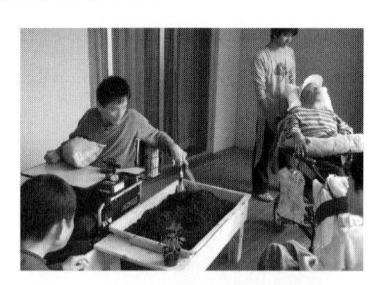

肩屈曲運動制限がある場合、側方接近により低めのプランター適応となる。電動車いす使用者はコントロールボックスがあるために正面接近が困難となる場合がある。園芸作業のためにはコントロールボックスがじゃまにならない位置に動かせるタイプであると良い。

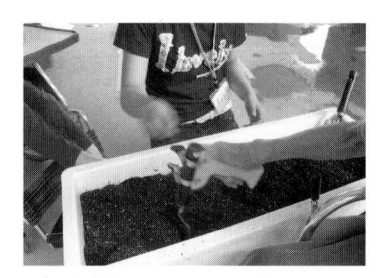

車いすの側面、膝の高さにプランターを置き、スコップにつけた垂直の柄を持ち、手前に引くことで土をかきまぜることが可能になった脳性麻痺者。

②やや低い机（60～70cm）

車いす背もたれにより体幹を支持し、かつ肩屈曲位での作業が充分にできない当事者に適応となる。

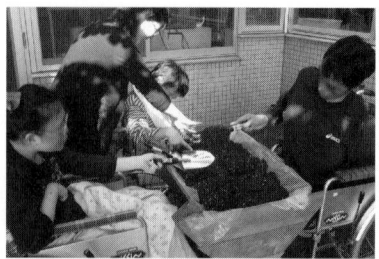

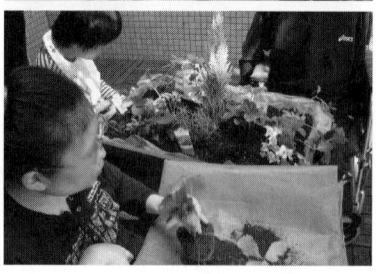

プランターへのリーチが不十分である場合、膝のうえに敷いたシート上で作業が可能となる

③標準机（70～80cm）の高さ

体幹を背もたれから離して座位保持できる車いす使用者に最適応となる。

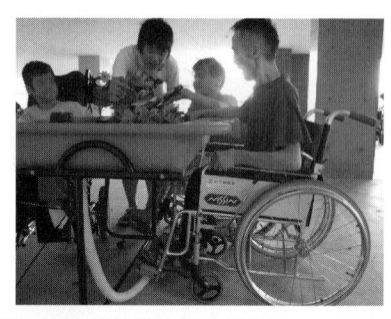

躯幹が動かない、例えば背もたれに固定されているような状態で、上肢の運動による作業が可能な当事者にも適応となる。この場合、できるだけレイズドベッドに近づくために車いすのアームサポートはデスク型とする。

作業時に躯幹が車いす上で前傾する方の場合、当事者はレイズドベッドの縁に肘をつく、あるいは躯幹前傾をコントロールするためにつかまるなどするため、レイズドベッドの安定性・

固定性が求められる。

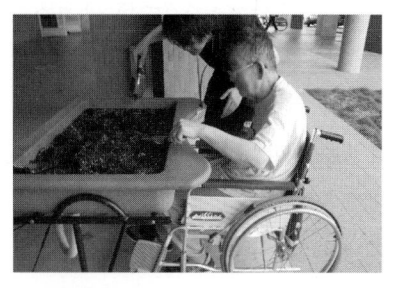

正面接近で近づくためには、作業面が高すぎないように、かつアームサポートがデスクタイプであると良い。写真の例では、標準型車いすのため、作業面が体幹から離れてしまっている。

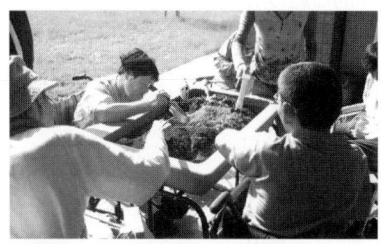

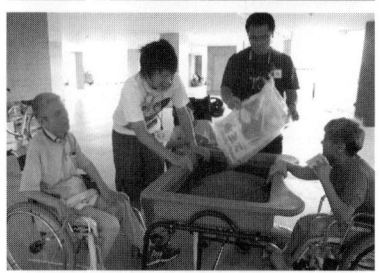

右の車いす者は体幹前傾姿勢のため前方支持が必要となっている

　脳性麻痺者で、体幹伸筋群緊張により、のけぞるような車いす座位をとっている場合、プランターへの正面接近で、前傾姿勢がとれるようレイズドベッドに加えてシーティングの工夫も必要となる。

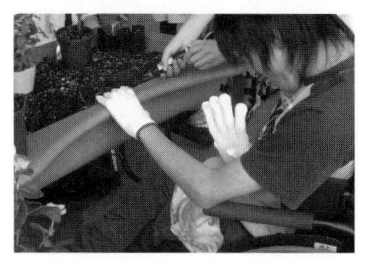

④高い机（80cm〜）

　高い机は、例えば円背の高齢者の立位作業に適応となる。立位円背姿勢では前下方へ倒れる傾向を支えるために、一般に杖や手すりの高さの計測基準である大腿骨大転子の位置よりも高い支持面が必要になる。高い支持面としてレイズドベッドの縁が利用される。

　高い位置での作業を提供するには、レイズドベッドの他、壁に掛けたプランター、ハンギングバスケットなども利用できる。

6. 手の届く範囲と作業の内容

　園芸作業を行うにあたって、レイズドベッドの作業面に十分手が届き、両手あるいは片手でも作業可能な範囲を提供できるようにする（16ページ参照）。

(1) 最適作業域とは、躯幹を安定させた状態で、両手を水平に動かして交叉する範囲とする。この範囲では、肘を伸展位にすることなしに楽に両手作業ができる。この範囲は幅が体幹前額面幅で、奥行きは体幹前面から約40cmである。

　園芸作業では、この範囲が確保できるようにレイズドベッドに近接させる。

(2) 正常作業域とは、躯幹を安定させた状態で、両手を水平に動かした時、無理なく届く範囲である。作業上必要な道具などはこの範囲においておけるので、園芸用具をおけるスペースを作っておくとよい。

(3) 最大作業域とは、躯幹の動きが加わって最大限届く範囲となる。躯幹の安定性が保たれた当事者では、これらのスペースも活用できる。大型のレイズドベッドでの考慮点である。

第2項　園芸の意味と個人的興味や価値、能力レベルとの一致を図る

伝統的価値の付加

　日本であれば、盆栽や菊作り、華道、茶道などのような伝統に裏打ちされた作業価値を利用する。自然の尊重、自然との一体感を経験できる。盆栽としてのコケ玉づくりなどは簡単な作業過程であるが、文化的価値の高い園芸活動となり、満足感を得やすい。

　季節の行事、門松や正月の飾り物、バレンタイン、桃の節句、母の日、七夕、お盆、ハロウィン、クリスマスなどにあわせて市販されているさまざまな小物を組み合わせることで、作品は個人的価値を持った対象、世界にたったひとつの物となり、物語り的自己表現の手段となる。

　その他の行事（誕生日、結婚式など）も同上の意味と目的をもつ。

第3項　自己決定の機会提供

　マズローは「人は安全・所属・愛情・尊敬・自尊心（自己実現）へ向かう基本的欲求の充足を求めている」そして「自己の可能性と能力を完全に発達させ実現したいという欲求によって、一次的に動機づけられている」としている。このことから、園芸が提供する環境を十分に操作したいという欲求は、自己実現のレベルの欲求である言える。どのような植物を選ぶか、花の種類や色、どこにどのように配置して植えるかなどの意思決定の機会を出来るだけ提供することで、この自己実現の欲求に答えることができる。特に重度の障害者の場合、身体的動作の制限から、植栽や水まきなどの作業に伴う大きな意思決定はできなくても、小さな意思決定はできる。例えば作業療法士が語りかける「どの苗にしますか」「どこに植木鉢をおきましょうか」などの質問により意志決定が促される。重度の障害者の場合、しばしば日常生活上のほとんどの場面で介護を受けており、受身的な態度が習慣化している場合がある。作業療法士は選択や意思決定の機会をできるだけ作り、活用することで、最終的に彼らの自立心の強化、つまり積極的な態度を示せるように促すことで、作業の能力化にむかった支援ができる。

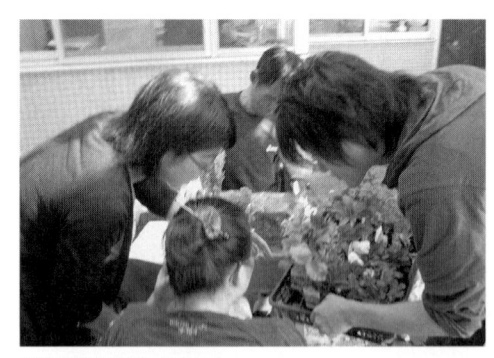

「どの苗を植えますか」

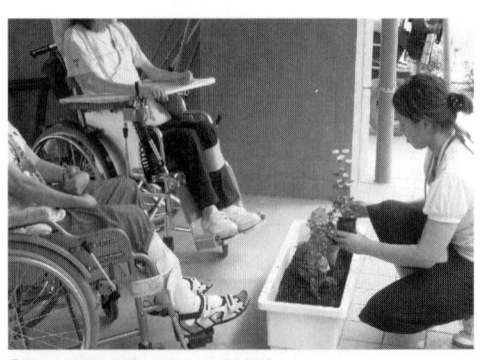

「どんな風に並べましょうか」
身体障害者療護施設での園芸療法

第4節　社会参加と交流

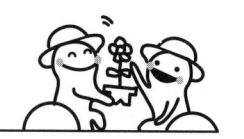

　園芸療法の対象が個人つまり個別計画の場合は、対象者のもつ社会参加と交流技能の利点および問題点にあわせて計画を立てることができる。一対一の園芸作業の過程ではお互いの基本的な信頼関係のもと、対象者は必要な場面でセラピストに確認する、不明なところは質問する、あるいはセラピストのために自分の状態や進行状況を伝える、セラピストに助言を求めるなどの機会が常時与えられる。こうした経験をセラピストは肯定的にフィードバックすることで、対象者は役割有能感および満足感、社会参加と交流についての自信が生まれ、さらなる集団への参加動機づけとなる。

　次の段階として小集団での作業が考えられる。小集団では、必要に応じて家族集団、友人集団、仕事集団を模した構成となる。園芸への参加がどの程度可能かを考慮し、依存関係、競争関係、指導関係のニードなどをできるだけ満足させられる集団とする。しかし、社会参加は個人の健康状態、個人因子（年齢、性別、学歴、職歴、人種、習慣、成育歴など）、社会環境、物理的環境の複雑な関係により、その場所、その時々に応じて変化するものであり、園芸療法の内容はそのつど、適宜変更される。

　さらに園芸に関するイベントに参加するなど大きな集団では、各参加者は独立しながら且つ協調して動かなければならない。各自に園芸作業の状況判断と決断が求められ、同時に連帯するための調整をたえず模索している成熟した集団である。統制された大集団は、セラピストによる指示的なコントロールではなく、各自の個人的リーダーシップマインドがうまくかみ合った集合体といえる。

　園芸療法においては、個別関係のもとで社会参加と交流への動機づけを養い、次により観察、評価、介入が容易になる二者（バディを組む）関係あるいは小集団で豊かな経験ができる。園芸作業が大集団になる場合は、小集団以下に分けてから作業に入るようにすると、社会参加と交流が促進される。

第5節　就労支援

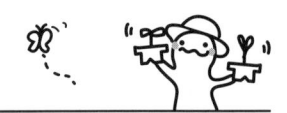

　園芸療法は、心身の障害を持つ人々や福祉施設を利用するクライエント、時にはホームレスの人たちを含め、積極的に社会参加できるよう職業訓練の場としても活用されている。植物の成長を見守ることで、喜びや達成感が得られ、仕事への自信や自尊心の回復にもつながる。特に農家や園芸家など仕事として従事してきた当事者、あるいは自宅の庭の手入れが日常的作業役割であった人、あるいは今後の目標になっている人に、園芸は就労支援のための作業適正評価および訓練として利用できる。この場合、できれば園芸療法の場を当事者の作業環境に類似させて設定することで、問題点や解決法を見いだすことが容易になる。このような仕事としての作業シミュレーションでは、具体的な評価や介入が可能になる。

　園芸作業のみでなく、植物の販売や園芸に由来する作品の展示、病院施設以外の人との交流も含め、社会参加の接点を増やしていける。

　例えば、ある園芸用花を栽培している農家では、生活支援施設や作業所を通して精神障害者数人に園芸作業による仕事の場を提供している。また、水耕栽培を行っている農園（京丸園、静岡県浜松市）では、自閉症、知的障害者らなど生活支援センター、医療機関、保健所、ハローワークなどとの連携を密にし、働く当事者の生活環境を見守れるような支援体制を維持しながら就労支援をすすめている。平成17年4月以来浜松市では、浜松市農林水産部農業水産課が事務局を務め、浜松市ユニバーサル園芸研究会（現在，浜松市ユニバーサル農業研究会）を発足している。これは農業の担い手育成支援の施策のひとつである「障害者の農業参画」を推進するため、農業分野における障害者の受け入れの有効性を実証し、福祉事業所との協働による地域の農業分野への効果的な普及・拡大に向けたモデルの提案を行うことを目的としている。メンバーは浜松市ＮＰＯ団体、そし行政や機械メーカーなどといった各種機関と作業療法士である。平成２１年に浜松市ユニバーサル園芸研究会では、一般の農業者による障害者の雇用、就労を促進することを目的としてモデルケースを設け、その事例検討を行った（就労支援事例参照）。

就労支援事例

　モデルケースＣさんは52歳男性，交通事故により高次脳機能障害（記憶障害，遂行機能脳障害など）を呈していたが、運動麻痺は極軽度であった。就労に対する意欲は高く、当初は適応状況の確認のための期間を経て、現在は就労移行支援を受けハウス栽培農場で働いている。内容としてはトレー洗いといった単純な作業を行っているが、今後の正規採用をめざして単価が高い作業（より高度な技術を要する作業）ができるようにしてほしいとの希望があった。浜松市ユニバーサル園芸研究会では、今後の更なる雇用枠の拡大と職場への適応を促進するため、農作業用機械の導入を検討した。そしてＣさんに機械の操作方法の指導や作業の確認など行うことにした。その中で作業療法士は、Ｃさんの能力評価のためにＡＰＭＳ（Assessment of Motor and Process Skill）を通して作業分析を行い、またＣさん自身の身体機能（簡易上肢機能検査、バランス検査など）及び認知機能（リバーミード行動記憶検査など）の評価を行った．この評価から得られた情報を元に分析的に与えられた仕事内容や機械操作が実際本人の能力にかなっているかを統合解釈し報告を行った。また結果をもとに、作業分析シートを作成し（図15）、実際にＣさんに期待されている作業や農業機械操作の難易度とＣさんの能力とのを対比させながらのマッチングを行った（表10）。

　作業療法士における作業分析によって、対象者の問題点把握や有益に働くだろう情報の入手により対象者に対する適切なアドバイスや、雇用主側への環境調整などへの交渉、依頼などができる。このように適応状況を確認し、能力に応じた仕事へと就労支援できることは作業療法の特徴であり、重要視されるべき要素であろう。浜松ユニバーサル園芸研究会は，期待される作業の再検討（簡素化と組織化）と、農業機械の改造・修正（適応）を行い、現在、農業分野におけるＣさんの正規雇用に向けて調整を進めている段階である。モデルケースを通して、農業や園芸はこれまでにない雇用の場としての広がりを持ってきており、障害者の社会進出と豊かな人生（その人らしいＱＯＬを構築していく）のに有効な手段であると位置づけることができる。

　　　　　　　　　　　　　（建木　健）

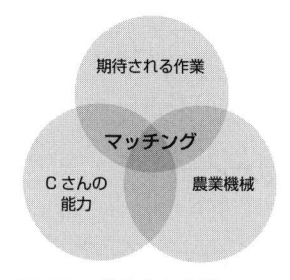

図15．業能力と作業のマッチング

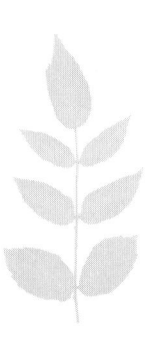

表10. 作業分析工程シート　作業名：虫取り

全体的環境	解決方法	課題
暑い、湿気が高い	規則的な休息時間の提示	身体的不調に対して自覚症状低い
フラットではない。床がぬれている。	排水性の向上	転倒の危険性

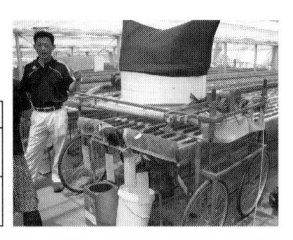

	作業工程	解決方法	課題 身体面	課題 認知面
	虫取り機の場所にいく	・すべての流れの写真付工程表（フローチャート）	・転倒の危険性	・場所が分からない
コンセント位置の確認	コンセントを差し込む	・かがむ時に椅子が必要、又はコンセント位置を高くする。	・転倒の危険性	
	虫取り機を所定の場所に設置する	・スタート地点を明確にする・コース表を作成する	・移動時の不安定さ・転倒の危険	・開始場所がわからない・どこまでやればよいかわからない。
	スイッチをいれる	・ワンスイッチで切り替わるようにする。		・スイッチの切り替え操作を忘れる
	一箇所に1分程度固定のまま虫をとる	・30〜1分でブザーまたは点灯するランプなど・安定性の確保のため、左右へのぐらつきのない足・動き過ぎないタイヤ・しっかり握れるハンドグリップ	・立位保持の困難（立位の筋力強化）	・時間が待てない・時間的感覚がわからない・移動する距離が分からない
	次のエリアに進む	・所定の距離【機械幅】でラインをつける・地面をならすもしくはタイヤを安定感のある太いものにする。	・転換操作困難・バランス不良・押す時の力加減が難しい	・移動する距離が分からない？・時間的感覚がわからない
	同じ場所を折り返す	・定期的に休憩時間を設ける（50分やったら10分休）・休憩時間にチャイム（目覚まし時計？音楽？）・常に前向きで押す	・耐久性が低い・やりすぎてしまう（身体的疲労がわからない）・後ろ向き方向は危険	・時間的感覚の欠如
	コードの管理	・自動巻き取りコードにする・伸縮性コード	・電源コードがひっかかる。	・コードへの注意が行かない（処理ができない）
	方向転換	・スムーズな方向転換を可能。なめらかに。・差し替えなしのものに。	・中腰になったときに、転倒危険・手が挟まる	・方向転換・列の交換が困難（できない）・慣れるまでの機械の操作が困難・適切な差し込みが難しい？

(聖隷クリストファー大学リハ学部作業療法学専攻　藤田，鈴木，建木)

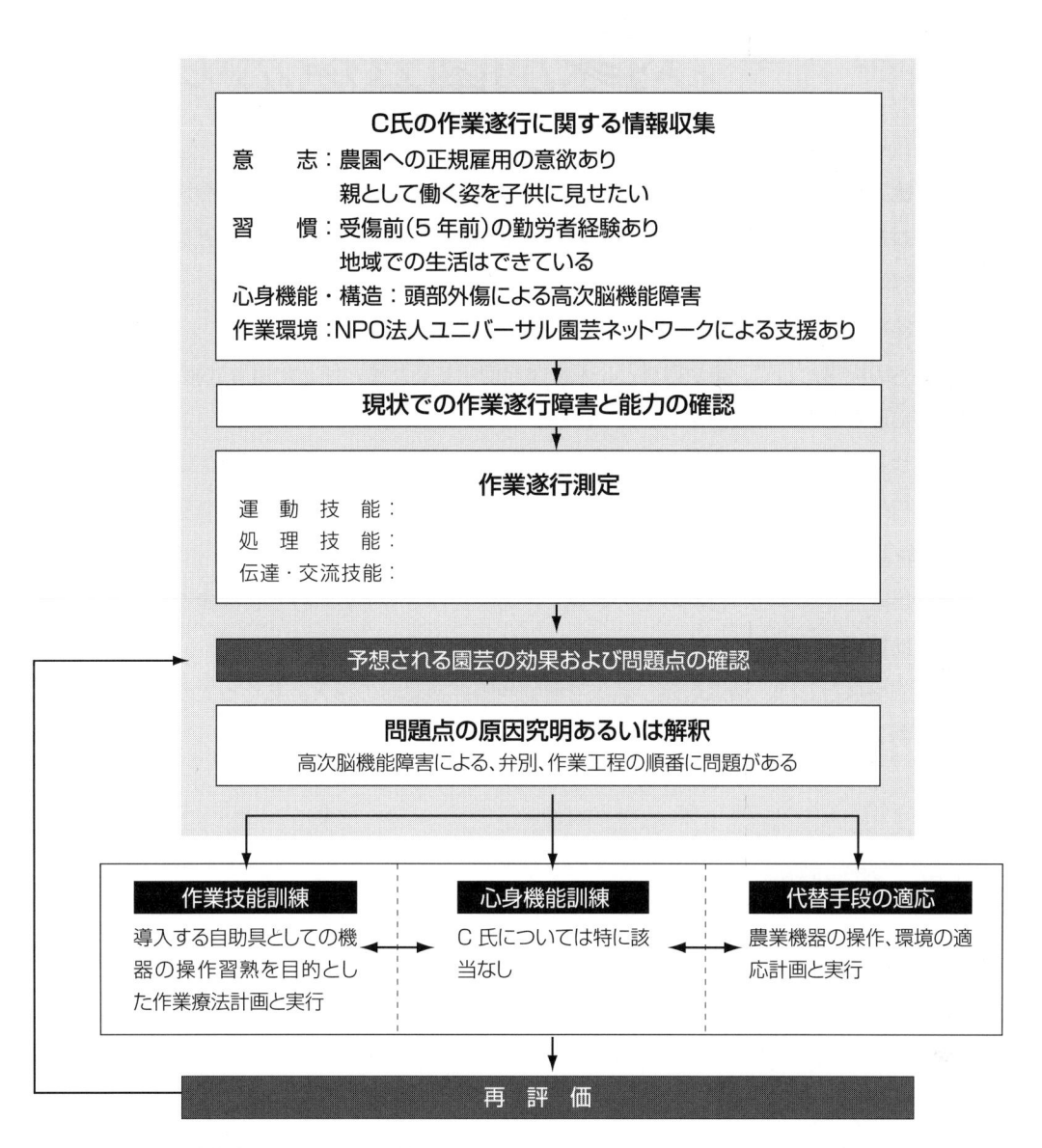

```
┌─────────────────────────────────────────────────┐
│           C氏の作業遂行に関する情報収集            │
│  意　　志：農園への正規雇用の意欲あり              │
│　　　　　　親として働く姿を子供に見せたい          │
│  習　　慣：受傷前（5年前）の勤労者経験あり        │
│　　　　　　地域での生活はできている                │
│  心身機能・構造：頭部外傷による高次脳機能障害      │
│  作業環境：NPO法人ユニバーサル園芸ネットワークによる支援あり │
└─────────────────────────────────────────────────┘
                      ↓
┌─────────────────────────────────────────────────┐
│          現状での作業遂行障害と能力の確認          │
└─────────────────────────────────────────────────┘
┌─────────────────────────────────────────────────┐
│                  作業遂行測定                     │
│   運 動 技 能：                                   │
│   処 理 技 能：                                   │
│   伝達・交流技能：                                │
└─────────────────────────────────────────────────┘
                      ↓
┌─────────────────────────────────────────────────┐
│         予想される園芸の効果および問題点の確認      │
└─────────────────────────────────────────────────┘
┌─────────────────────────────────────────────────┐
│              問題点の原因究明あるいは解釈          │
│   高次脳機能障害による、弁別、作業工程の順番に問題がある │
└─────────────────────────────────────────────────┘
          ↓              ↓              ↓
┌──────────────┐ ┌──────────────┐ ┌──────────────┐
│  作業技能訓練  │ │  心身機能訓練  │ │  代替手段の適応 │
│ 導入する自助具 │ │ C氏については │ │ 農業機器の操作、│
│ としての機器の │ │ 特に該当なし  │ │ 環境の適応計画と│
│ 操作習熟を目的 │ │              │ │ 実行           │
│ とした作業療法 │ │              │ │                │
│ 計画と実行     │ │              │ │                │
└──────────────┘ └──────────────┘ └──────────────┘
                      ↓
┌─────────────────────────────────────────────────┐
│                   再 評 価                        │
└─────────────────────────────────────────────────┘
```

図16. 高次脳機能障害をもつC氏への評価と介入のプロセス（作業遂行プロセスモデル改編）

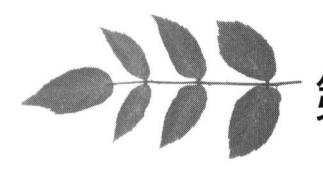

第4章　対象別園芸療法の実践

　病院・施設などで園芸を活用する場合、園芸の専門的知識が不十分な作業療法士などが担当することが多い。このような場合、園芸が好きな市民や農家の方ボランティアなど、広く協力を得て、共同して実践にあたることをお勧めする。

　実践にあたって、多様な対象者にも共通する注意点がいくつかある。

　安全面への配慮として、鎌や鍬など、刃物類を使用するため、使った道具は確実に数を数え、元の位置に戻しておく必要がある。

　ナイフやハサミなどにより指を切ったり、あるいは屋外での作業により虫に刺されたり、かすり傷、日焼けなどがつきものである。これらの危険性に対応するために救急医療セットの用意、帽子や手袋、脱水症を防ぐための水分補給手段などを準備しておく。

　道具は市販品を探すと、便利なものを見つけることができる。しかし、対象者によっては手作りの自助具や、少しの工夫で、作業工程に参加できる場合がある。

　病院や施設などでは、清潔を保つ意味で植物や園芸道具類の導入にあたって留意が必要となる場合がある。

第1節　精神機能

　精神障害を対象とした園芸療法では、好きな花を飾るあるいはハーブティーを楽しむ、草花を愛で、それを言葉にすることで現実感の回復につなげている。

　お花見、もみじ狩りなどに行く、草花をみるために散歩にでるなど、引きこもり傾向の場合は、外出へのきっかけを与えることができる。

　個別プログラムでは、プランターを用いて箱庭風に草花を植える、ミニチュアの家や動物、飾り砂や石を配置するなどの過程で、無意識的な感情の表出や自己表現の機会を与えることができる。

　園芸や農業などの作業を、一定期間規則正しい時間に設定することで、生活リズムを作ることができる。その他、身体感覚刺激と運動の提供、外出、社会参加と交流の機会を提供できる。

第1項　精神科病院におけるレイズドベッドを用いた個別プログラム

　個別プログラムでは、レイズドベッドの導入により場面設定が容易になる。例えば、ある重度統合失調者の場合では、市街地にある病院のため、園芸療法をするだけの庭あるいは畑を持てない状況において、室内で園芸を行えるレイズドベッドを用いた。導入当初、患者は閉鎖病棟隔離室を使用していた。外出が困難な重

度障害であったが、園芸をするということで病棟をでる久々の機会となった。園芸は現実的な活動であり、病的体験からの脱出、現実感の向上につながると考えられる。

プランターを箱庭風に作成することで、自宅の菜園を回想する、あるいはしつらえを工夫するなかで創造的な能力が発揮でき、自己表現を可能とする場となり、モチベーションの向上につながった。

評価：VQ（意志質問紙）、観察評価

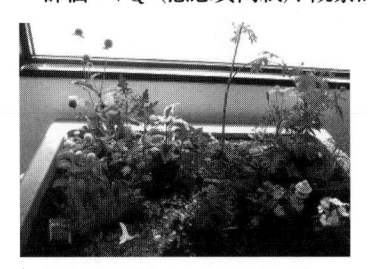

自宅の菜園を回想したプランター

（藤田さより）

第2項　施設での集団プログラム

身体障害者療護施設や老人保健施設ではグループ活動による精神の活性化がはかられる。園芸作業の特徴として、音楽や絵画などとは異なり、特別な能力や技術を求められないこと、特に男性にとっては参加しやすい作業のひとつであることがあげられる。こうした特徴に加えて、グループに参加するひとりひとりのメンバーが所属感と達成感を持ってもらうためには、グループフローへの道筋（Csikszentmihalyi, Mihaly）を参考に、以下のような働きかけが含まれる。

- 園芸作業の開始にあたって、参加への安心感と期待感を高めるために花の苗、レイズドベッド、園芸用具などを創造的に空間配置し、これから始まる作業が具体的に想像できるようにする
- 同じく安心感と期待感を高めるために、発言や行動が許される自由な雰囲気と誰でも受け入れられる平等な関係の場であることを示す
- 並行した、組織だった園芸作業を提供する
- 園芸作業の目標に集中するよう支援する
- 園芸作業の進行状態を絶えずフィードバックし、先に進むことができるよう支援する
- 言葉かけと共に、草花や土による触覚、視覚刺激を利用する
- 参加者の意見の違いは積極的にフィードバックし、互いの理解と協同を支援する

活動のプログラム例としては次のようなものがある。

■グループプログラム例

第1回（初日）

・挨拶

・自己紹介（参加者27名）

・グループ作り（1グループ　身体障害者3～5名、学生ボランティアが各グループに2～3名配置）

・季節の花の紹介

・イベントプランターのイメージ作りとテーマの決定

・プランター設計計画

第2回（二日目）

・道具と材料、手順の確認

・プランター設計にそった苗の選択

・植え付け　　水まき　　片付け

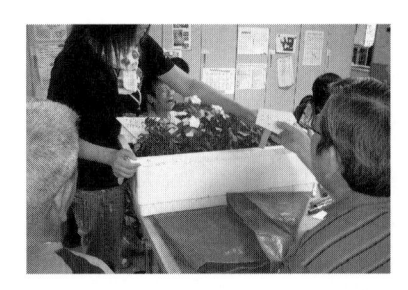

第3回（三日目）

・花壇の仕上げ

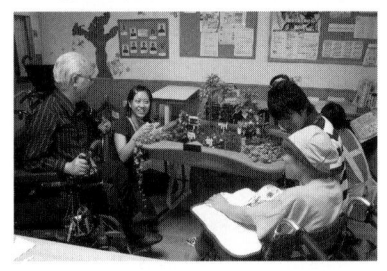

・花や苗の名、花言葉、個人的メッセージなどをプレートに書き、適当なところにセットする

・イベントの象徴的装飾を施す

・ティータイム、ハーブティー（第6章 第1節参照）、ハーブゼリー（嚥下障害のあるお年寄りが参加している場合、とろみのあるゼリーにまぜる）、ハーブシフォンケーキ、クッキーなどを飲食しながら振り返りの話し合い、アンケートなどを行う

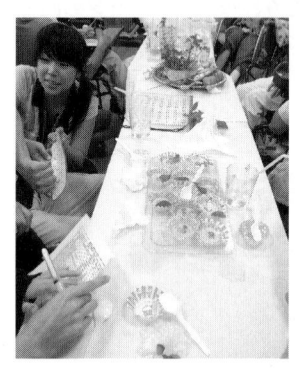

（藤田さより、建木　健）

第2節　身体機能

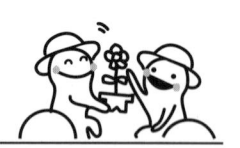

　園芸作業において毎日繰り返される動作には、例えば草花に水をあげる作業がある。この動作では、まずジョウロを把持し、持ち上げ、水道の蛇口をひねって適当な量の水をジョウロの中に満たし、重いジョウロを持ち上げて、対象となる草花の鉢まで運び、適当な量の水を注ぐ、といった一連の作業要素が含まれる。このように一つの動作を取り上げるだけでも様々な身体的運動が促される。したがって、それぞれの作業工程を分析し、どのような動作が難しいかを考えることで、運動能力の訓練を目的とするのか、自助具などの代替手段によるのか、成長や治療の効果を期待するのかなど、リハビリテーションの立場での対応が選択される。園芸の場面では、作業遂行により、芽がでたり、花が咲いたりなどの結果から、大きな達成感が得られるため、精神的、心理的効果も期待できる。

　以下、身体機能別に作業分析と代替手段についてその実践をまとめる。

第1項　筋力と耐久性低下

作業内容と時間の調整により段階付けし、適応できる負荷になるよう調整する。筋力や耐久性低下を代替するには、例えば机上で腕をついて作業する、道具をすべらせて移動させるなどの工夫が利用できる。

しっかり握る事が難しい方への道具の工夫では、フックや太柄の握りのついたシャベルなどが適応となる。

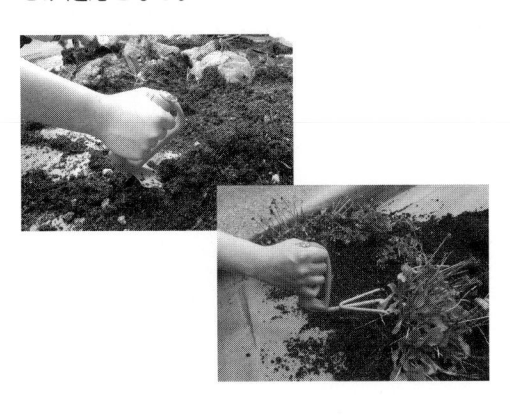

第2項　関節可動域制限

関節可動域いっぱいに動かせる作業を用意することで改善のための環境設定ができる。例えば、必要な道具や植える場所、苗などを左右、あるいは前方の届く範囲最終域に置き、できるだけ関節可動域最終まで動かして作業するように設定できる。

自助具としては、長柄のスコップ、熊手などの使用により関節可動域制限を補える。

第3項　筋緊張障害

たとえ筋緊張が亢進していても、プランターの土を掘り起こす、あるいは苗を植えるなどの作業には特に危険性をともなうことがない。ゆったりした安定感のある雰囲気で、適当に休みをはさみながら作業する。こうして、痙性や固縮をコントロールしながら正常の運動パターンに近づけるよう努力する機会が与えられる。

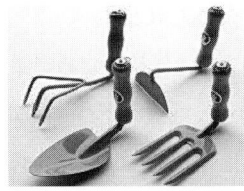

筋緊張低下でも、園芸作業は素早い動きを要求する強制的な運動がないので様々な場面で適応できる。

手指関節のコントロールを比較的楽にできる垂直柄のスコップ類が適応となる場合がある。

第4項　感覚障害

感覚障害にともなう熱傷や凍傷を心配する場面はない。しかし打撲や切創などには注意する。軍手やゴム手袋を使うことで外傷を予防できる。

第5項　痛み

関節リウマチなど関節痛、筋肉痛を持つ当事者などは、痛みを起こさせない範囲で、園芸作業を用意する。例えば作業時間の短縮、自助具の使用など、関節保護の対策をする、盆栽用の小さなスコップ類の使用などが考えられる。

あるいは、より安静を促すためにアロマ・マッサージなどの緩和療法プログラムを取り入れる。精油としてはオレンジ系、カモミール、ラベンダーなどを用いる。痛みの緩和と共に、穏やかな触圧刺激、香りの嗅覚刺激によりリラックス効果、新陳代謝や免疫力アップが期待できる。

第6項　協調性障害

　躯幹のバランスコントロールは、園芸作業の様々な場面で要求される。姿勢保持のサポートなどを用意すると良いかもしれない。

　立位と移動の際のバランス保持のために手すりなどが必要となる場合、レイズドベッドなどの安定性をチェックしておく。両手の協調性、手と目の協調性など上肢機能については、作業内容をあらかじめ分析し、適切な運動パターンでできるようにしておく。段階づけと運動分析による単位の小分け準備が必要となる。

第7項　学習・注意障害・記憶障害

　これらの機能は互いに関係がある。どのような要素が園芸作業に影響するか、自力でできる範囲、また、学習や注意、記憶に影響を与えることができるか、評価する必要がある。

第8項　視知覚障害

　触覚、嗅覚と共に作業による総合的な動きから得る知覚により代償できる。道具類はいつも同じ場所に置くなど、できるだけ動ける環境を用意する。

第9項　言語聴覚障害

　園芸作業では非言語的な動作により理解と交流が比較的容易な課題を提供できる。

第10項　失認・失行

　苗を植えるために土に穴をあける、苗を適切な場所に置く、土をかけるなどの作業は粗大動作であり、失認や失行の障害は比較的問題ない。枯れた葉を選んで取り去る、雑草を選んで抜くといった作業は段階づけとしては難しいレベルに入るかもしれない。その他、いろいろな場面での観察により評価ができる。その後、手順の簡略化から複雑な工程まで、段階付けにより個別プログラムを用意できる。

第3節　高齢者

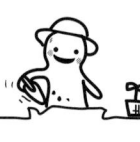

　高齢者の多くは、戦後の食糧難の時代に農作業を経験している。このような意味で園芸はなじみのある作業の一つであり、技術と知識は経験に裏付けされて豊富である場合が多い。また、畑を耕して農業を楽しむ傾向は、近年ますます盛んになり、老化に伴う身体的精神的低下の予防や健康の維持に良い影響を与えている。つまり園芸の効果として、心身機能維持と活性化の他、箱庭療法として回想法の治療効果も期待できる。あるいは盆栽や菊作りなどの伝統的な園芸種目は高い価値観と満足感を提供する。これらの伝統的園芸種目は、それぞれ同好会や研究会が多数あり、経験のある高齢

者に社会参加の機会を提供している。

　以下、リハビリテーション医療の対象者について、心身機能を「覚醒と鎮静」「介助」「社会参加」の三段階に分けて、その方策について考えてみたい。

第1項　覚醒と鎮静

　日中ほとんどを寝てすごし、覚醒時間が短く、注意を集中することが難しいお年寄りが主な対象となる。

　積極的な園芸療法プログラムは難しいので、お花見などの観賞や車いすによる散歩、パーティと称する受け身プログラムを主にしたグループセラピィを用意する。プログラムを始める前に、心身機能状態、禁忌事項、現在受けている治療や薬などについての情報を入手しておく。面接による、あるいは介護関係者からの情報が事前に得られれば有用である。

　園芸の場でのポジショニングとして、できるだけ身体を起こせるように車いすで、あるいは座位で参加できるように支援する。座位の場合、個別性に合わせられるようにリクライニングチェアや揺り椅子など、様々な用途と形の椅子を用意しておく。

　覚醒と鎮静のためには以下のような知覚への働きかけがある。

1. 嗅　ぐ

　嗅覚は発達学的に原始的知覚のひとつであって、加齢による機能低下は他の感覚器官にくらべて少ないとはいうものの鈍麻傾向にある可能性はある。そうした高齢者への刺激づけのため、はっきりした強めの香り（例：ローズマリーなど）をもつ植物を用意する。また、匂いは味覚の重要な一部であるため、食欲増進のための刺激となりうる。キッチンプランターやハーブプランターに植えられた長ネギ、レモンハーブ、花の香りなどを嗅いでもらい、お年寄りにそれは何か、好きか嫌いか、連想する語りなど、状況にあった会話を通して注意を喚起し、話題を広げることで、食欲をさらに増加させる可能性がある。

　パーティと称してグループ活動を行う場合、高齢者によっては鼻の近く寄せられたもの、あるいは手に持たされたものを口に入れる可能性がある。その場合は、アロマオイル（100％純粋な精油）をしみ込ませた綿などを調味料ビンに入れ、穴のあいた蓋をしっかりと締めて、中身が出ないようにしたうえで嗅いでもらうとよい。レモンや梅などの香りを嗅ぐ遊びは食欲増進の意味で、食事時間の前にするプログラムとして最適であろう。

2. 触　る

　レイズドベッドに植えられた植物は、座位のまま身体を曲げることなく容易に触ることができる。やわらかで軽くなでるような**触覚**は一般に覚醒効果があると言われている。一方で持続的な圧の加わる触覚は、鎮静効果があると言われている。芝生の上に寝ころぶということまではできなくても、レイズドベッドに植えられた芝生や苔の上に手を持続的に置いておくことは容易にできるので、鎮静効果が期待できる可能性がある。

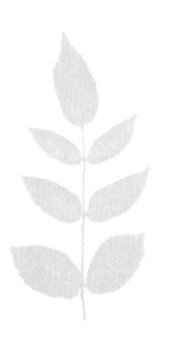

パーティ・プログラムでは、アロマオイルあるいは香りのはっきりした化粧水やクリームを用いてハンドマッサージをすると、肌と肌の触れ合いによる触覚刺激に加えて嗅覚刺激を得ることができる。

3. 見　る

レイズドベットに植えられた草花は、お年寄りが近づいて、ゆっくりと見ることができるので、**視覚刺激**を得るという点でも有利である。植物が伝える季節感や行事、個人的意味づけのあるプランターは、観賞しながら思い出などを話し合い、グループコミュニケーションのきっかけとしても利用できる。レイズドベットには植物だけではなく、小さな水槽をおいて金魚、亀などを入れておけば、植物とは別の視覚入力の良い発信源となる。特に活動性の低下したお年寄りの場合、ゆっくりとした動きで、できるだけ視認性の高い対象物、例えば赤い金魚や縁取りがはっきりした亀などは追視しやすいといわれている。植物や小さな生き物は、日常的にケアを受ける側であるお年寄りにとって、生活上の立場とは反対にお年寄りがケアを与え（自己有能感と役割獲得）、愛情をそそげる対象となりうる。

また、紫外線にあたりすぎないことに注意すれば、日光浴によって、メラトニンの濃度が日中は下がり、夜は上昇するという効果により睡眠・覚醒リズムが維持されやすくなるといわれている。

4. 聞　く

聴覚刺激について、園芸活動では多くを望めないが、風にそよぐ植物の気配、小鳥の鳴き声や昆虫の羽音、しつらえによっては水の音や風鈴など、概ね心地よく楽しい刺激となる。

以上のような園芸活動から得られる心地よい感覚刺激は、不快刺激よりも受け入れやすいために、お年寄りがおかれている環境の時間と空間を現状認識させる手がかりとなり得るという点で治療的である。

第2項　介　助

質問に応答することができ、グループ内での交流が可能で、身の回り動作がある程度できる段階であり、多くは車いす使用のお年寄りが対象となる。

セラピストはグループの一員、あるいはグループの外で見守り役として介入できる。園芸活動やハーブティーパーティでは、少しの支援によりできるだけ自らの能力を発揮し、楽しめるように援助する。さらに、ボランティアの参加などを利用し社会参加の機会を提供する。立位作業やその耐久性、歩行の安定性などが園芸活動の目的となる可能性がある。身体能力の低下に対しては様々な自助具類などを活用する、あるいは作業の工夫により対応できることを伝え、作業の可能化をめざす。

種まきから収穫までの期間を短くしたい場合は、室内で育てるもやし栽培（スプラウト）が向いている。もやし栽培は狭いスペースの中で、力をそれほど使わなくてもできる作業ではあるが、毎日の水やりと温度管理などきめの細かな手入れと注意が必要になるので、そのような役割ができるメンバーをリーダーとしてお願いしておいたほうが良い。

比較的身体機能が良い場合は、転倒などに注意しながら、屋外での花の寄せ植えや野菜の収穫などが楽しめる。

■その他のプログラム例
アロマ・ハンドマッサージ　パーティ
　自分の手をこすりあわせる、あるいは他者とマッサージをお互いにすることで、人との交流、ふれあい、ぬくもりを感じる場とする。

アロマ・バス
　ハーブやアロマオイルを入れた洗面器を用意するところから始め、手浴や足浴などをする。5月5日の端午の節句には菖蒲湯、12月の冬至の日にはゆず湯といったように、季節の行事を取り入れると、認知機能への刺激となる。その他ヨモギ湯、ビワ湯などがある。

第3項　社会参加

　ほとんどのADLが自立しており、積極的に園芸活動に参加できるお年寄りが対象となる。
　多くのお年寄りは知識と技術を生かして園芸活動についてリーダーシップをとっていただけるので、ボランティア活動の機会を提供するなど、様々な役割を期待できる。例えば、施設や病院の空き地、道路や公園に草花を植える園芸ボランティアへの参加などがある。このことがさらなるモチベーションの喚起につながる可能性がある。ただし、立位や歩行、それらの耐久性と転倒のリスクには注意する。病院や施設では、園芸クラブや園芸委員会などの組織作りにより、職員の支援を得て季節の花々を定期的に購入するなど、経済的にもより建設的なプログラムを組むことができる。
　外での作業や温室への出入りも可能となるので、園芸作業とあわせて、小鳥のための餌台作りや巣作りとその設置、池やビオトープのような庭づくりなど、さまざまな計画が可能となる。
　より自立した方々の実践例として、市民農園を利用した地域コミュニティーベースの家庭菜園づくりなどがある。

第4節　ヘルスプロモーション

　ヘルスプロモーションとは、人が自らの健康を管理し、改善できるようにするプロセスである（1986年、オタワ憲章、WHO）。全ての人が、能力や年齢、その他の特質の如何に関わらず、本人の生活にとって意味と目的を与える作業を選び、積極的にとりくむことが健康への道筋であるといえる。園芸活動を希望する人が、差別されることなく、誰でもどこでも参加でき、QOL、エンパワメントの向上をめざすという理念にむかって、園芸療法の対象範囲は広がっている。
　特に近年、介護予防としてヘルスプロモーションへの関心が高まりつつあり、健康であっても如何にその健康を身体的、精神的に維持していくかが重要であるかが問われている。これまでは、障害をおうことが予測される者や、不健康状態になりうる者を対象としたハイリスクアプローチが主流であったが、現在は健康であることに着目し、障害の有無や可能性を問わず社会で生活するすべての人を対象としたポピュレーションアプローチが主流となってきている。園芸の特徴でもある、導入のしやすさ、集団でも個別でも可能である作業形態の多様性、老若男女を問わず導入できる、日本の文化的背景（農耕民

族）による身近な作業であるなどの利点から、健康を維持・促進するための作業として、園芸は最適と言える。以下、いくつかの実践例を参考に、ヘルスプロモーションの活動について検討する。

第1項　親子市民参加の健康の森作り
（生物多様性日進市民協議会、愛知県）

　太陽、澄んだ空気、きれいな水、木々の緑は人々の健康的な暮らしにとって大変貴重な資源となる。このような資源を生かすために、町なかの空き地を自然の森にしていく。まず、親子市民が集まり、その土地に合った生態学的な脚本（宮脇　昭「木を植えよ！」新潮選書）に従い、ほぼ永久的に維持できる本物の森づくりをめざして植樹を行った。

　本物の森で、自然の厳しさと優しさを体験しながら、森の中で遊び、時を過ごし、働きかけると言う行為には、モノを得るだけでなく精神作用が伴う。気持ちいい、気持ち悪い、怖い、不気味、いい匂い、暑い、寒い、温かい、冷たい、痛い、美しい、楽しい、うれしい、有りがたい、面白い、不思議、厳かな気持ち、畏敬の念…など無限の感情や感覚は、人として生きる力を増進するものと考える。

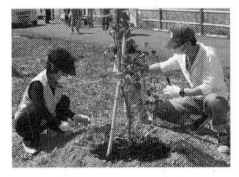

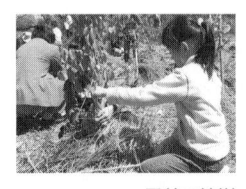

親子で植樹　　　　　兄弟で植樹

第2項　子ども参加の田んぼづくり
（生物多様性日進市民協議会、愛知池周辺の環境を考える会、愛知池周辺の有機農法研究会）

　私たち自ら、また子孫が健康的に暮らしていくために、将来に良好な環境を残していくことの大切さを伝えていくために、親子での田んぼづくりを行った。田んぼづくりはお互いを思いやり、支えあって

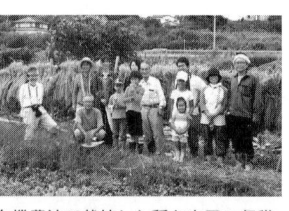

有機農法で栽培した稲を市民で収穫、地域コミュニティーベースの田んぼづくり

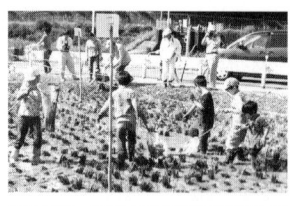

稲刈り後、メダカや小魚を探す子ども達

いける社会の構築や、自己実現・社会貢献意欲などを発揮できる地域社会づくりに最適と考えられる。また、親子市民参加の田んぼづくりは、子どもたちが元気に外で駆けまわれるまちづくりの要ともなるように思われる。

　岩澤信夫氏（不耕起農法家、日本不耕起栽培普及会会長）が提唱する不耕起移植栽培は、化学肥料や除草剤・殺虫剤などの農薬を全く使わない生物との共生環境を利用した循環型農法である。耕さないことがきっかけとなり、田んぼの生態環境が甦り、それらの生物による作用で土壌の肥沃化がもたらされる。

第3項　官学連携による健康なまちづくり
（愛知医療学院短期大学）

　子どもの野外での園芸活動は、大人になってからの健康の基礎を育む機会となる。生涯にわたって健康に暮らすための基礎づくり

を目的として、清須市一場保育園との官学連携による健康なまちづくりを始めた。

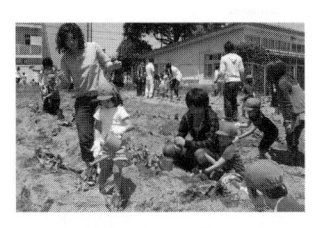

4月、苗植えつけ。園児とサツマイモ苗植えをおこなう。

子どもたちが将来の夢や希望を育み、自ら学ぶ意欲と学び方を身に付け、心豊かでたくましい子に育つように願って、まずサツマイモづくりに取り組んだ。サツマイモ栽培は、ほぼ半年にわたる期間、草取り、水やりなどを継続的に必要とする活動である。その永く継続的な活動の中に、喜びや楽しみ、悲しみや、怒りなどの情緒面での様々な体験をする。お互いに助け合い支えあいながらの園芸活動により、作業療法士、理学療法士の卵である学生は「おはよう」や「ありがとう」などのあいさつ、そしてあたたかな学園生活ができるようになる。サツマイモ作りなどの園芸活動は自然を守ることの大切さを知り、四季の移り変わりを楽しく実感することができる。また、園芸活動により、様々な機会を通じて学生と園児、地域住民との交流が図られる。このように良好なコミュニティを育むことで、家庭や地域社会の中に自分の居場所があると思える学園生活の実現に繋がるものと思われる。

保育園との官学連携による園芸活動は子どもだけでなく地域住民との交流により、生活に潤いと癒しのある地域づくりにつながり、心の健康を創れるようになる。元気な子

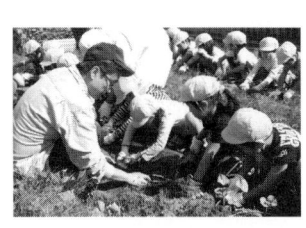

10月、収穫。園児とサツマイモ掘りをおこなう。

どもがあふれるまちは、家族も地域も元気になるといえる。

第4項　幼児期の環境教育(※)

幼児期とくに5歳から6歳児の時における脳の発達が最も活発で、好奇心も旺盛な時に園芸は最適と言える。「三つ子の魂百まで」と言う諺があるように、小さいときの感動的な思い出は一生忘れないものである。幼児期の体験が、一生のライフスタイルを決めるとまで言われている。つまり幼児のころから自然の多様性を発見して、そこから体験することが重要といえる。

幼い子どもたちは、自分の感覚全てを使って周囲の環境を体験する。味をみて、においをかいで、聞いて、触って、見ることで、さまざまなモノの概念を築いていく。子どもたちはこのようにして、自然を発見していくことになる。このような意味で、幼児に自然感覚を身に付けさせる唯一の方法は園芸の実体験によるものといえる。五感を使った体験を通して自然を把握したいと言う好奇心で、自然の中で起こる不思議なこと、奇跡と感じ取るようなこと、そしてそれらの美しさを感じ取る感覚は体験や遊びから身に付けられることなのである(※岡部翠編「幼児のための環境教育」新評論、2007)。

幼児期の野外での活動が、自然環境での適応力と健康体を育むといえる。

（島田　隆道）

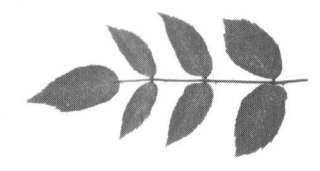

第5章　応用園芸

　セラピーとしては植物を育てるだけでなく、文化的な背景を利用してさまざまな楽しみを見出し、応用する。

第1節　簡単盆栽

　盆栽は園芸のなかでも高度な技を必要とするものとして位置づけられている。しかし、工夫次第では障害者にとってもリハビリテーションのための活動項目として利用できる。以下、簡単にできる盆栽あるいは盆栽風園芸活動についていくつかの例をあげる。

コケ玉

　身近にある雑木や雑草もコケ玉にする、あるいは植木鉢に移して眺めてみると、それぞれに趣のある風情をしているのに気がつく。これらの植物は丈夫で、管理も比較的簡単にできる。

材料

植える植物（道端や野原などに生えているものを採取するか、購入する。草としては、タンポポ、オオバコ、ヘビイチゴ、ユキノシタ、シダ類、野菊、リュウノヒゲ、アイビーなど。木としては、モミジ、カエデ、椿など、これはと思う木の下を探すと実生の小さな苗を見つけることができる。周りを傷つけないように小さなスコップで採取する。）
コケ玉としては、市販品（コケ玉パック）を使うと便利。中には、コケ、ケト土、バーク、木炭屑、肥料、糸が入っている。

道具

皿あるいは小鉢、植木鉢。霧吹き。
作業のための手袋、下に敷く新聞紙、糸を切るハサミ。

作り方

①市販品のコケは既に水に戻してあるのでそのまま使用する。乾燥した水コケの場合は1ヵ月ほど水につけて緑色になるのを待ってから使用する。

②ケト土を薄くひろげ、中に木炭屑と肥料をのせる。植える植物を中央において、包み込むようにして丸める。周りをバークとコケでおおう。

③糸でコケの周りをくるくる巻き、縛る。糸はそのうち土に帰るので見かけは気にしない。

④できたコケ玉を器（皿や小鉢など）にのせ、霧吹きで湿らせる。

⑤スダレやお盆の上、棚などにおいて観賞するが、基本的には風通しと日当たりの良い場所におく。

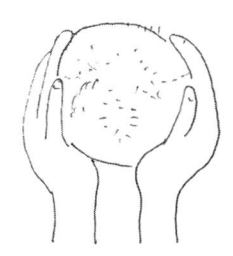

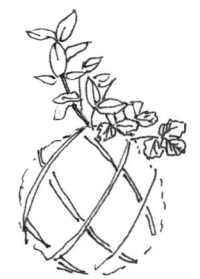

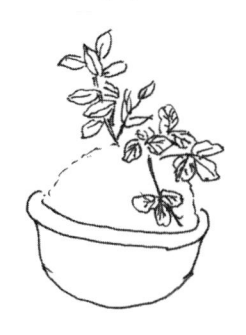

額縁プランター

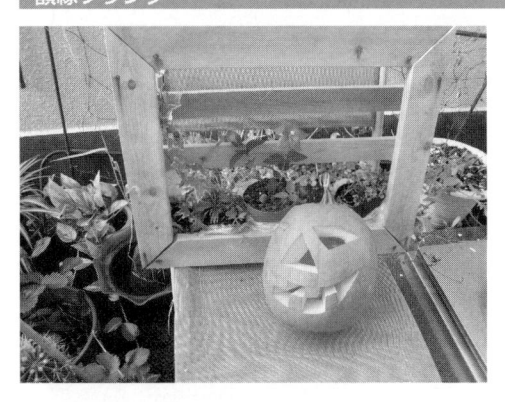

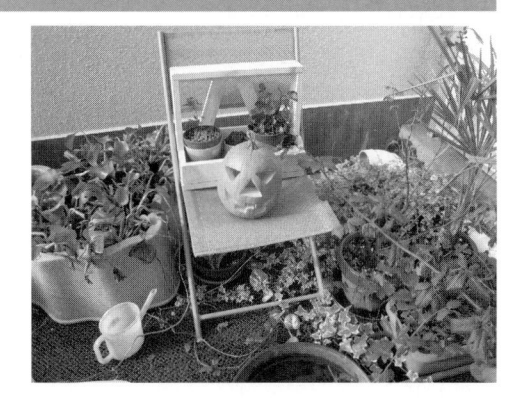

手作りの木製額縁プランターにユキノシタ、アイビー、紅葉のコケ玉をのせて、そのうち額縁の中の絵のようになるのを待つ。

つりシノブ

つりシノブは、風鈴をつけても良く、また植木鉢に植えて、涼感のある風情を楽しむこともできる。

作り方

①水ゴケは一日以上水につけておく。

②木炭の上にシダを置く。木炭は保水性のためなので、できれば消し炭のほうがよい。

③ミズゴケをよく絞って、シダを木炭ごと球状あるいは船状にする。シダの先端部は出しておく。

④ミズゴケと木炭をしっかりとシュロ縄で縛る。

⑤上部に、吊るすための輪にした縄をとりつける。

⑥根が落ち着いてきたら風鈴などの飾り物をつけて、軒先に飾る。

材料

シノブシダ（シダ類）、シュロ縄、木炭、水ゴケ、あれば風鈴あるいは船や鳥の飾り物。

道具

バケツ、ハサミ。

育て方

①根が落ち着くまでは水切れに注意し、一日2回は霧吹きで水やりをする。

②室内あるいは木陰に吊るす。時々は水をいれたバケツの中にとっぷりとつけて吸水させる。

③根が育ち、形が崩れたら、ミズゴケを足して仕立てなおす。

盆栽プランター

盆栽に仕立てることのできる植物をプランターに寄せ植えしておくと、土の水持ちも良く、比較的管理が簡単になる。

小さな石や竹の囲い、池を連想させる白い砂など、日本庭園の箱庭のようにプランターに配置することで楽しい盆栽となる。

材料

ボケ、松、笹、イワヒバ、南天、クリスマスローズ、千両、リュウノヒゲ、コケ、石、砂、竹でつくった細工物。

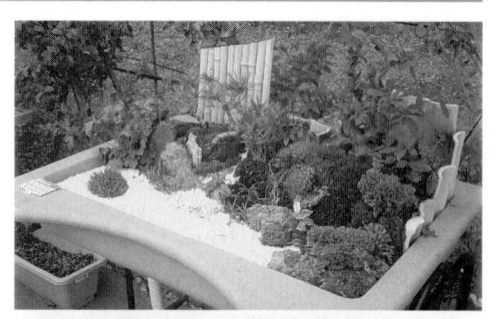

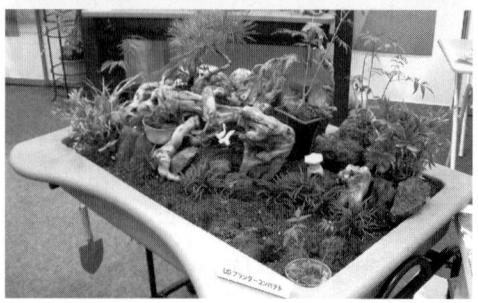

プランターに寄せ植えされた盆栽
プランターの商品名：ユニバーサルプランター、コンパクトタイプ（信建工業提供）

アクアプランター

　アクアプランターとは、水辺に生える植物を金魚鉢などに植える、いわば水辺の盆栽といったところである。水辺の植物に限らず、野菜や球根など土を使わずに育てる水耕栽培も意味して用いられている。もやし類、カイワレ大根などの他、サトイモやサツマイモ、ヒヤシンスなどの球根、大根やニンジンのヘタを育てるなどの楽しみ方がある。

　ただし、管理を怠り、水やりを欠かすとすぐに腐ってしまう。従ってベッドなどの横におき、始終観察し、軽い水やり仕事ができるお年寄りなどに向いている。毎日少なくとも2回以上の水やり、霧吹きなどの管理ができないあるいは忘れてしまう対象者には不向きである。

もやし(スプラウト)の作り方

道具

ペットボトル(容器にする)、ハサミ、金槌、穴あけパンチ、ナイフ、帯のこ、脱脂綿あるいはキッチンタオルペーパー。

材料

サラダ京菜、ブロッコリー、カイワレ大根などの種（もやしにする種、消毒処理などが施していないもの）、水。

容器の作り方　ペットボトルを半分に切る。縦あるいは横に切ってもよい。

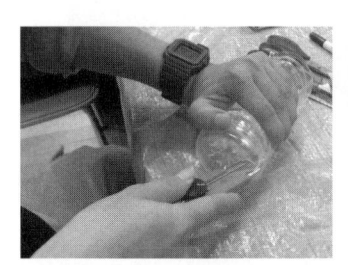

①ナイフで切れ目を作る
②糸のこぎりやハサミで半分に切る 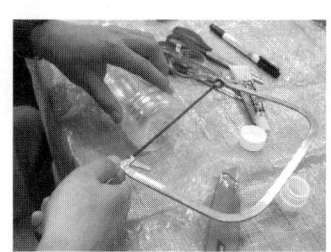
③底に穴をあける。金づちと穴あけパンチを使用 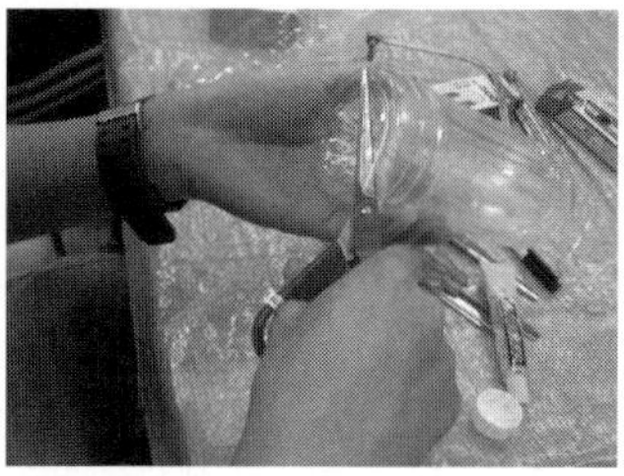
④キッチンタオルペーパーを敷く 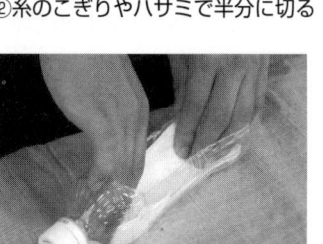

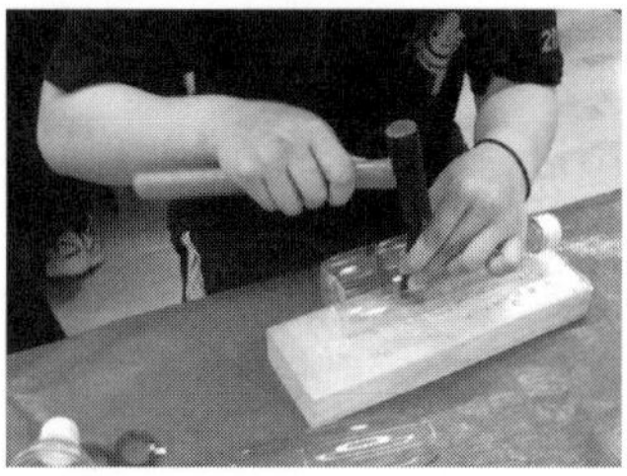

第5章　応用園芸

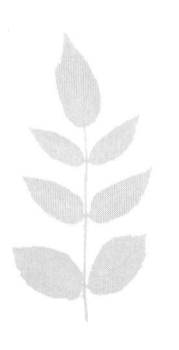

■ もやし（スプラウト）の栽培

①容器に敷いた脱脂綿あるいはペーパーに水をかけ、種をまく。

②毎日数回水やりし、清潔を保ちながら成長を促す。暗い所で育てるともやしになり、日をあてるとスプラウトになる。

③発芽状態を楽しみ、適当なところで食す。

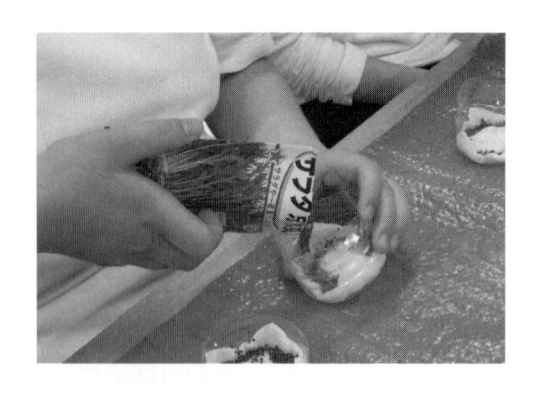

■ 水耕栽培容器のいろいろ

　もやし容器と同様にして、ペットボトルでも作ることができる。

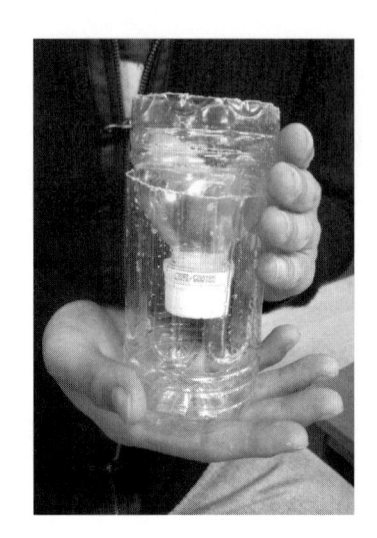

以上、写真は聖隷クリストファー大学園芸療法授業より。
講師は　秋葉　保　先生

■ テラリウム（Terrarium）

　テラリウムとは、植物をガラス容器などで栽培する技術である。アクアプランターよりも凝った作りになり、さながら熱帯雨林の盆栽といったところである。ここに爬虫類や両生類を一緒に飼う場合もあるが、簡単とは言えない。

第2節　イベントプランター

　イベントプランターとは、季節の行事に合わせてその折々の草花を取り入れ、身近にある装飾品を用いて、プランターをデザイン・装飾するものである。

　以下のデザインは、写真に使用しているレイズドベッド（商品名：ユニバーサルプランター、コンパクトタイプ）を制作した信建工業（株）の提供による。

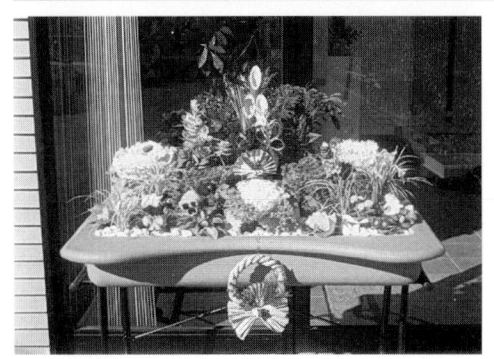

正月

材料

プランター、培養土、飾りのための白い敷き石、市販のミニチュア門松、しめ縄。
植物は、松、南天、葉ボタン、パンジー、水仙、福寿草など。

作り方

①培養土を入れ、市販のしめ縄や門松をプランターの中心に配置する。
②周囲を松、南天、葉ボタン、パンジー、水仙など、お正月にふさわしい植物で飾りつける。
③白い飾り石で、土が見えないように覆う。
④しめ縄をプランターの前に針金を用いて吊るす。

バレンタインデー（2月14日）

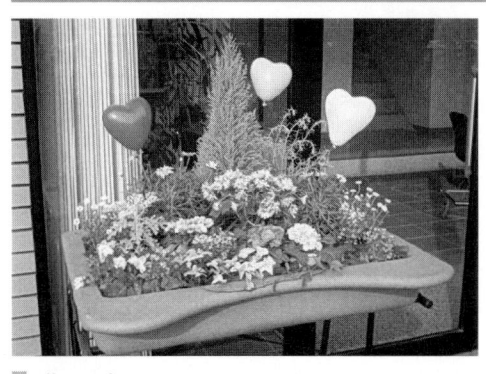

材料

プランター、培養土、インテリアバーク、市販のバレンタインデーの飾り物、ハートの風船など。
植物は、コニファー、ビオラ、ローズマリー、ムスカリ、ノースボール、プリムラ、クロッカス、スノードロップ、ユキワリソウなど緑、ピンク、白色をメインに選ぶ。

作り方

①培養土を入れ、プランターの中心にコニファーを配置する。
②周囲をピンク系の花と淡い緑の草花で飾りつける。
③ハートの飾り物などを置く。
④インテリアバークで、土が見えないように覆う。

桃の節句（3月3日）

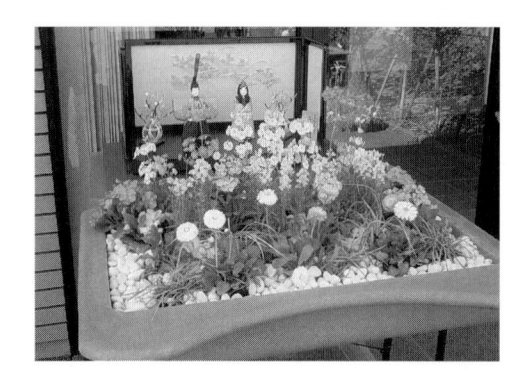

材料

プランター、培養土、飾りのための白い石。植物は、菜の花、プリムラ、デージー、ルピナス、スターチスなどピンク、黄色、白系の花をメインに選ぶ。

作り方

①培養土を入れ、菜の花、プリムラ、デージー、ルピナスなどを植える。

②白い飾り石で、土が見えないように覆う。

③雛人形を別の机の上に飾り、その前にプランターを配置する。

写真は、室内に置かれた雛人形に向けてプランターをベランダに配置している。あるいは100円ショップなどで市販の人形を購入して、プランターの中に飾りつけてもよい。

母の日（5月第2日曜日）、父の日（6月第3日曜日）

材料

プランター、培養土、メッセージカード、犬や猫、鳥、家などのミニチュア。
植物は、母の日は赤、濃いピンク系のカーネーションを中心に、ナデシコ、ミニバラ、アイスランドポピー、ブーゲンビリア、ペチュニア、アネモネ、アジサイ、デージー、リーガーベコニア、アルメリア、などに、アイビー、ポトスなどの緑をそえる。

ハーブガーデン風にする場合は、月桂樹やローズマリー、ラベンダーなどのハーブをそえる。
キッチンガーデン風にする場合は、シソ、パセリ、ミニニンジン、二十日大根などをそえる。
父の日はバラを中心に、マーガレットなどに、パキラ、アイビー、ポトス、サンスベリアなどのミニ観葉植物をそえる。

作り方

①培養土を入れ、草花を寄せ植えする。

②メッセージカード、リボン、犬や猫、鳥、家などのミニチュアで飾りつける。

③ハーブやミニ野菜を植えたプランターでは、収穫を楽しむために成長のバランスにあわせて植え換える。

端午の節句（5月5日）

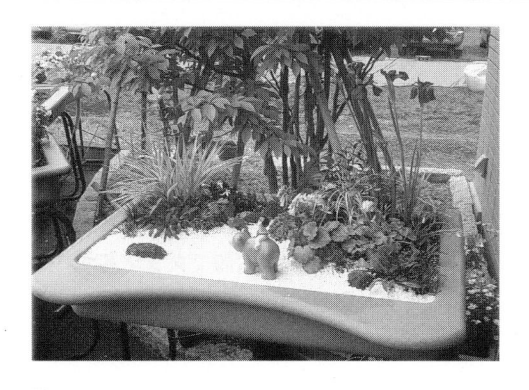

材料

プランター、培養土、飾りの石、白い砂、市販の小さな鯉のぼり、熊に乗った金太郎の人形など。
植物は、菖蒲、カキツバタ、笹、オダマキ、リンドウ、風知草、リュウノヒゲ、カレックス、ヘビイチゴ、ユキノシタ、その他山野草など。

作り方

①プランターに培養土を入れ、金太郎が住んでいる足柄山にみたてた山森の雰囲気が出るように植物を植え付ける。

②白い砂で培養土の前面を覆う。山の岩にみたてた石を置く。

③鯉のぼりや金太郎の人形を配置する。

④プランターを植木などの前において楽しむ。

七夕（7月7日）

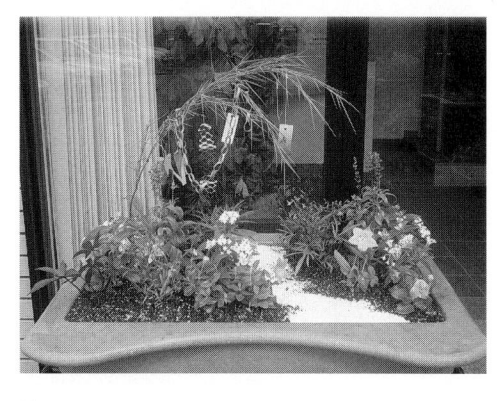

材料

プランター、培養土、笹の枝、白色の砂、七夕の飾り物。
植物は、キキョウ、リンドウ、ペチュニア、ブルーファンフラワーなど夜空や星をイメージできる青色のもの。

作り方

①培養土を入れ、プランターの中心に天の川をイメージして砂をまく。

②天の川にそって周囲を、おり姫星、ひこ星や夜空のイメージで花を選び、植える。

③笹に短冊などをつけ、飾る。

第5章　応用園芸

ハロウィン（10月31日）

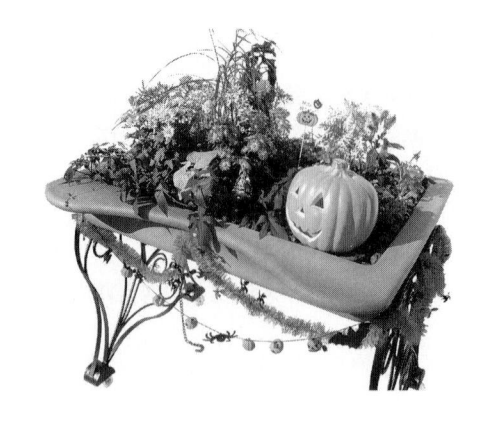

材料

プランター、培養土、インテリアバーク、カボチャ、市販のハロウィンの飾り物など。植物は、小菊、マリーゴールド、ガーベラなどオレンジ色のもの、葉物としてムラサキツユクサなどダーク調でグランドカバーになるものをメインに選ぶ。

作り方

①培養土を入れ、カボチャの配置を決めておく。

②魔女や黒い猫をイメージして暗い色調の植物を植え、それらが映えるように花で飾りつける。

③カボチャの飾り物などを置く。

④インテリアバークで、土が見えないように覆う。

カボチャランタンの作り方（カボチャ、ナイフ、スプーン、クレヨン、ローソク）

①カボチャのヘタの部分は、切り取ったあとで蓋にするので、それを考慮して手が入る程度の大きさに丸く切り取る。後頭部にかけて楕円形にすると大きな穴をあけてもめだたない。

②ヘタの穴から手をいれて、カボチャの中身のタネなどをスプーンでかき出す。

③カボチャの表面、つまり顔側を決め、クレヨンで目鼻、口を描く。

④クレヨンの線にそってナイフをいれ、切り取る。

⑤夜には小さなローソクの火を中に燈して楽しむ。

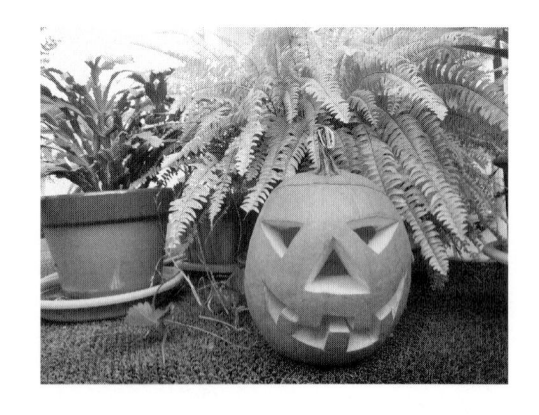

クリスマス（12月24日）

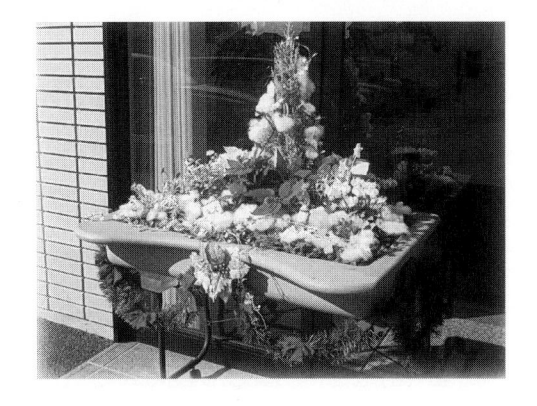

材料

プランター、培養土、インテリアバーク、市販のクリスマスの飾り物など。
植物は、コニファー、ポインセチアなど濃い緑と赤のクリスマスカラー、あるいは雪をイメージして白のシクラメンなどを主に選ぶ。

作り方

① 培養土を入れ、プランターの中心にクリスマスツリーをイメージしてコニファーを配置する。

② 周囲を緑や赤の草花で飾りつける。

ポインセチアなどは寒さに弱いので、室内に飾りつける

③ インテリアバークで、土が見えないように覆う。

④ コニファーやプランター周囲にモールなどの飾りをつける。

個人の記念や記録

誕生日やその他の記念日を祝うなど、プライベートな行事のイメージを箱庭のようにアレンジする。

夏休みの思い出：海

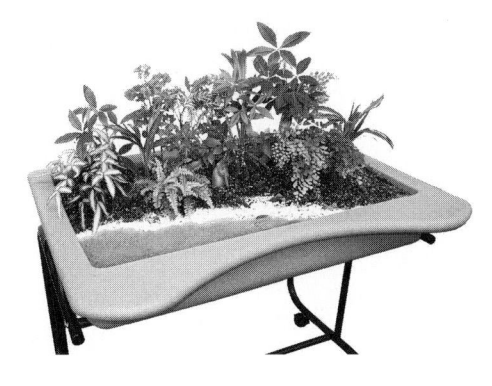

材料

プランター、培養土、インテリアバーク、市販の飾り砂。
植物は、パキラ、ドラセナ、ベンジャミン、シダなどミニ観葉植物。

作り方

① 培養土を入れ、プランターの背景となる部分に観葉植物を配置する。

② インテリアバークで、土が見えないように覆う。

③ プランターの前面を海辺にみたて、飾り砂をまいて飾りつける。

④ あれば海辺にちなんだ飾り物などを置く。

第5章　応用園芸

その他、行事ではないが、テーマ別に作るプランター例として以下のようなものがある。

キッチンプランター

葱、ミニニンジン、レタス、トマト、ナス、大根など食べられる野菜を植える。

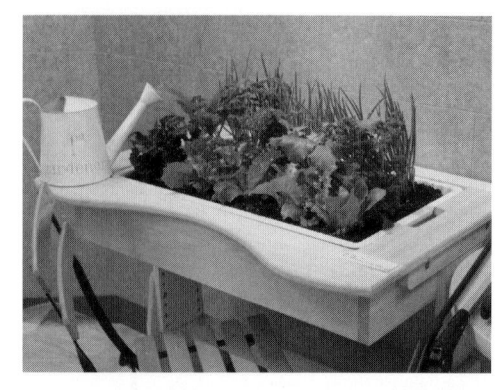

ピザプランター

ピザにのせられる野菜を植える。バジル、イタリアンパセリ、サラダほうれん草、ピーマン、プチトマト、なすなど。

ハーブプランター

お茶やケーキにいれるハーブを楽しむ。パセリ、カモミール、レモングラス、セージ、タイムなど。

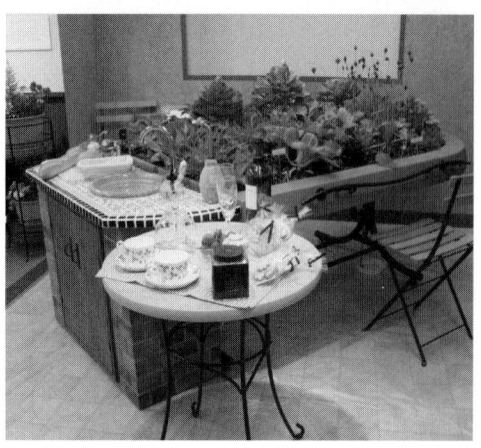

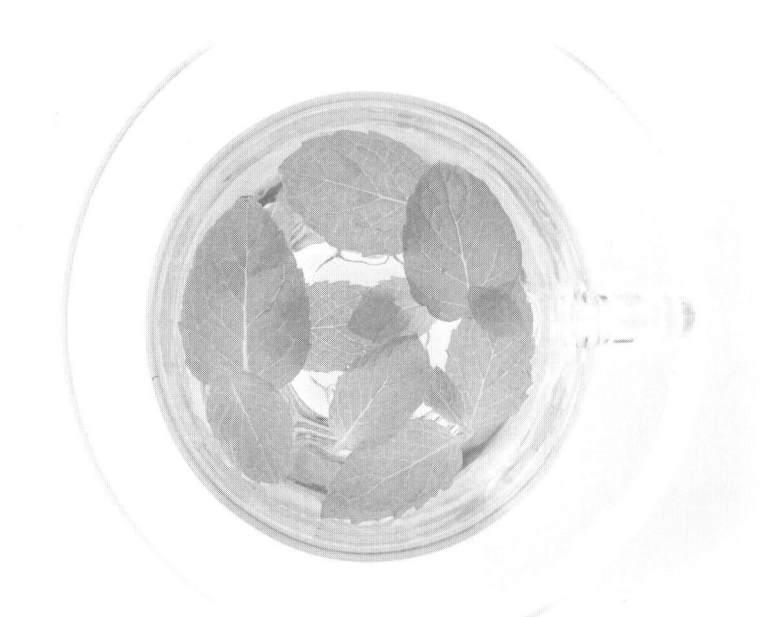

第3節　簡単トピアリー

　トピアリーとは、生きている植物の造形である。造形園芸には、庭の樹木を刈り込んで形を作る、つるをハート型などに仕立てる、菊をボール型や滝型に育てるなどの例がある。比較的簡単にできるのはモストピアリーで、金網とミズゴケで動物の形をつくり、アイビーなどの蔓植物を添えて植え込み、全体が葉で覆われた動物になったらでき上がりとなる。

　園芸療法では、芝人形づくりのように、誰でも簡単に楽しめる方法が選択される。

芝人形

作り方

①お椀またはコップにストッキングを裏返してかぶせる。

②頭になる部分に厚めに種をまく。ストッキングをたるませない様にできるだけ平らにすると種まきしやすい。顔になる部分には、種をまかない。

③土を入れる。土の量によって頭の大きさが決まるので、胴体とのバランスで、頭の大きさを決める。胴体にするビンの上に乗せられる大きさならば問題ない。

④形を整える。お椀からストッキングをはずし、力をいれて堅めに丸く形を整える。首もとにあたる部分をゆるまないように縛る。ゆるむと、水分を吸収したときに顔や頭が変形しやすい。

⑤鼻をつくる。顔の中央あたりをつまんで形をととのえ、輪ゴムで縛る。

⑥水につける。発芽そろいを良くするため、水の入ったバケツに頭をとっぷりとつける。

⑦水から頭をとりだし、目をつくる。厚紙を丸く切り、マチ針で目にあたる部分に止める。

⑧水の入ったビンのうえに置き、余ったストッキングが水を吸い上げるようにつけておく。胴体部分を毛糸や布で飾る。

材料

芝のタネ、室内園芸用培養土、ストッキング（片足分足先から20cm位にカットしたもの）、輪ゴム、胴体部分にするための空きビン、ビンを飾る毛糸や布など、目玉用厚紙と黒いマチ針。

道具

お椀、バケツ、スコップ、ハサミ。

育て方

①発芽までは乾燥させない様に、様子を見ながら霧吹きで水分を補給する。頭が乾きすぎた場合は、頭だけを水に十分つける。

②ビンの水は時々換える。

③夏は5日程度、冬は2週間程度で発芽する。長くのびすぎたら散髪する。頭以外のところから芝が生えてきたら抜く。

第5章　応用園芸

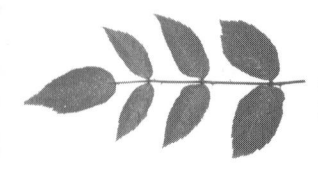

第6章　収穫と加工

　園芸療法として、植物を育てるだけではなく、植物と触れ合う様々な作品づくり、あるいは観賞、食べたり飲んだりすることも含まれる。

第1節　ハーブティー

カモミールティー

カモミール：Chamomile、和名はカミツレ。キク科、耐寒性一年草。やせた砂地に生える。春に小さな白い花びらの野菊に似た花をつける。リンゴのような香り。八分咲きで収穫する。

材料

カモミール（カップ一杯につき新鮮な生花であれば、4から5つ。乾燥させた花であれば、小さじ一杯）、水（数時間おいてカルキを抜いておく）、はちみつ（ちょっとくせがある味なので、好みによってはちみつをいれる）皿あるいは小鉢、植木鉢。霧吹き。作業のための手袋、下に敷く新聞紙、糸を切るハサミ。

いれ方

①ポットにカモミールを入れ、熱湯をそそぐ。蓋をしてカモミールをポットの中で揺らし、3〜4分おく。

②茶漉しを用いてカップにそそぐ。

③アイスティーの場合は、二番茶まで混ぜて、冷やす。氷を使う場合は、濃いめに作る。

道具　ポット、茶漉し、金気のない耐熱ガラス製など。ティーカップ、スプーン。

レモンバームティー

レモンバーム、Lemon Balm、和名は西洋ヤマハッカ。シソ科、耐寒性多年草。日のあたる耕土の深い良質の土で育つ。

材料

レモンバーム（カップ一杯につき新鮮な葉であれば、手でちぎったもの大さじ一杯、乾燥させた葉であれば、小さじ一杯）、水（数時間おいてカルキを抜いておく）、はちみつ（好みによっていれる）。

いれ方

①ポットにレモンバームを入れ、熱湯をそそぐ。蓋をして5〜6分おく。

②茶漉しを用いてカップにそそぐ。

③アイスティーの場合は、二番茶まで混ぜて冷やす。氷を使う場合は、濃いめに作る。

道具　ポット、茶漉し：金気のない耐熱ガラス製など。ティーカップ、スプーン。

第2節　ポプリ

花や草、木の実、果物の皮などの香りを楽しむ。以下、香りだけでなく植物湯、実用的な虫よけ袋、猫を相手にあそぶ利用法まで含めた。

注意したいことは、長く飾っておくと色も香りも失せて、みすぼらしくなるところである。適当な時期に、布袋に入れて香り風呂にするなど、使い切る工夫をする。

ラベンダースティック

材料

ラベンダー　11本か13本（奇数）。6mm幅のサテンリボン120cm。毛糸針。ボンド。ハサミ。片手で作業する場合は、文鎮など固定するための工夫をする。

作り方

①ラベンダーを束にして、茎を手に持ってしごくようにして葉を落とす。落とした葉は後で一緒に巻き込むために取っておく。

②ラベンダーの花穂の下で11本をそろえ、ミシン糸でしばる。この時、花穂は上下にずらして形よく束ねる。束ねた花穂をひとまず固定するためらせん状に上に向かって巻いてゆく。ボリュームを出すため花穂に落とした葉も一緒に巻き込む。

③花穂を下にし、茎を糸で巻き始めた根元のところから放射状に折り返し、花穂を包みこむようにする。

④針にリボンを通し、茎の間を交互にかご編みにする。折り返した根元部分からリボンを入れる。リボンの端は穂と一緒に中に押し込む。

⑤全部巻き終わったところでリボンをボンドで止め、茎を切りそろえる。

⑥止めた上からリボン結びで飾り、できあがり

ラベンダーファン（束ねたラベンダーを扇型にひろげ、根元からリボンを編みこんでいき、花穂の下で、接着剤でとめる）や、小さなバスケット上にリボンを編みこむ小物作りも同様に楽しめる。

香り袋、香り壺、飾り皿

材料

開花したばかり（八分咲き）の香りのよいバラ、矢車草、スミレなど、カモミール、レモンバーム、ラベンダーの新鮮な葉など。

道具

乾燥用ざる、乾燥したハーブ類を入れる布袋、素焼きの壺、飾る場合はガラス皿など。

作り方

①花や葉を、ざるに入れてパリパリになるまで乾燥させる。直射日光をさける。

②香りを確かめながらブレンドする。

③香りが外に出るような通気性のある布袋や素焼きの壺に入れる。あるいは目で楽しみたい場合はガラス皿に入れる。

香り湯

冬至のゆず湯のように、季節ごとに植物を風呂に入れて、アロマセラピーと同じような効果を期待する。

利用できる植物として、イチジク、梅、大根、桜、杉、桃、ヨモギ、クマザサ、柳、菖蒲、どくだみ、ヤツデ、ビワ、レモン、ゆず、ミカン、バラ、菊、ラベンダーなどがある。

利用法

ゆず、菖蒲、ミカンなどは生のまま浮かべるか、布袋に入れる。

葉や草などは日干しにして乾燥させ、布袋にいれて風呂に入れる。柑橘類やリンゴの皮などもこの方法が使える。乾燥した花などは、お茶パックなどにつめてから布袋に入れると、後の処理が簡単になる。

虫よけ袋

材料

コストマリー、ラベンダー、サザンウッド、タンジーなど。
その他、初夏に市販されている虫よけハーブ類など。

道具

乾燥ざる、布袋。

作り方

香り袋と同じ。(75ページ)

ネコじゃらし用ネズミのぬいぐるみ

材料

キャットミント、レモンキャットミント、またたび、など猫が好むハーブ類、ぬいぐるみ用布。

作り方

キャットミントなど、猫が好むハーブを詰めて、ねずみのぬいぐるみを作る。

道具

乾燥ざる、手芸用品。

猫の遊び方

においをかぐ、じゃれつくなどの末に、ぬいぐるみをボロボロにして、中のハーブは食べられてしまう。

上級者コース　アロマグッズ

虫よけスプレー、ボディソープ、シャンプー、ハンドクリーム、化粧水など、手造りする。インターネットで調べて試作したり、教室に入って教えてもらうなど、より上級者コースに挑戦する。

第3節　植物を使った簡単な工作、装飾

アクセサリー

名札

グループ作業の際などに、葉に名前を書いて名札とする。名札カードの中に四葉のクローバーや葉、花を挟むなどして楽しむ。

花飾り

シロツメグサをひと花づつ絡めていき、頭かざり、ブレスレットを作る。

ペンダント

きれいな木の実など胸のポケットに飾る。

料理に添える花・葉

　目で見て料理を楽しむ伝統のある日本だけではなく、西洋料理でも肉料理やサラダなどにハーブ、葉物、花などが添えられ楽しまれている。これらの植物は昔から抗菌効果があるとされている。確かにお弁当にそえると夏場でも傷みが少なく、気持ちの上でもおいしく食べられる。ただし、有害なものもあるので料理にそえる葉や花は、昔から使われてきたおなじみのものを選ぶ。また、視覚障害者や認知症のお年寄りなど一部の方には食べてもかまわないものを選ぶか、料理とは離して添えるなどの工夫をする。
　次のようなものがある。

花

菊、桜、バラ、菖蒲、タンポポ、菜の花、くちなし、椿、もくれん、キキョウ、はぎ。

葉

南天；小ぶりの葉先を採取する。祝儀の席で、葉をお赤飯にのせて彩る。

笹、ハラン；寿司や刺身でおなじみ。塩水につけ切り紙細工のように切りとって添えるのも楽しい。

その他、シソ、ウラジロ、柿、モミジ、かんきつ類の葉、ホオノキ、山椒、松、イチジク、ブドウ、椿、ヒイラギ、ヨモギ、イチョウ、栗の葉。

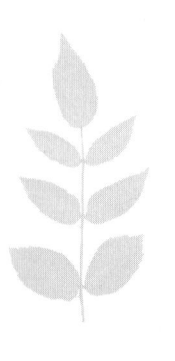

押し花・押し葉

押し花や押し葉を使った絵画。紙に貼り、飾って楽しむ他、しおり、ハガキやカードにして贈るなどの利用法がある。

材料

押し花にする花、葉など。仕上げのための台紙、和紙の粘着シール、額など（薄い紙に挟んでアイロンをかけると接着できる押し花専用のハガキが市販されている）。

作り方

①紙の上に花や葉を重ならない様に広げ、その上に別の紙を重ねる。それぞれの押し花の間に新聞紙、段ボールなどを載せ重ねることもできる。最後に本や段ボールなどの平らな物を乗せ、重しをして植物が乾燥するまで1週間程度置く。

②図案を考える。押し花を貼り付ける位置を決める。葉や花はハサミでカットして使ってもよい。まだ接着剤がついていないので、位置を自由に変えながらイメージをふくらます。

道具

新聞紙・キッチンペーパー・雑誌など水分を吸収しやすい紙。重し。接着剤。ハサミ。

③図案が決まったら、背景となる奥の方から貼っていく。接着剤は葉や花の裏に、少しだけつける。薄い花びらなどは接着剤によってはシミになってしまうので、厚みのある花芯の部分に、少しだけつける。ハガキ以外の色紙などでもアイロンで接着できる薄い紙で保護することができる。

コラージュ

乾燥した花や木の実、葉、枝などを添えてコラージュにする。押し花も使える。コラージュ（collage）とは「貼り合わせ」という意味で、一般的には印刷物、写真などを切り抜いて貼り付け、絵画とするもの。押し花に比べ、完成品は立体的になりやすいが、少し厚みのある楽しいカードにもできる。

材料

押し花、秋になり乾燥したアジサイの花など、紅葉した落ち葉、木の実、ツルなど。接着剤（木工用ボンド）。ハサミ。仕上げの台紙、額など。

作り方

台紙に図案を描く。抽象的な場合は、あらかじめ材料を配置してみて、これでよしと思ったら、直接貼り付けてゆく。大きな素材は糸でくくりつけてもよい。

モザイク（mosaique）

穀物（豆、トウモロコシ）、どんぐりなど木の実を使って、具象あるいは抽象的な造形を楽しむ。

■ 材料

穀物（豆、トウモロコシ）、どんぐりなど木の実。パスタ材料など。

■ 道具

台紙（菓子箱のフタ、紙皿、額縁などモザイクで飾りつけたいものを用意する）、木工用ボンド、石膏（好みによりタイルのように固めたい場合。スポンジ、水、バケツなどが必要）。

■ 作り方

①デザインを考える。台となる素材が厚紙などの場合は直接描く。

②材料をつける場所に接着剤（木工用ボンド）を塗る。

③接着剤の上に木の実を置いていく。

④長く保存する場合は、しっかりした土台（缶のフタ、台のついた木枠など）に貼り、接着剤が乾いてから石膏を流して固める。まだ流動状の石膏材の時に水でぬらしたスポンジで余分な材料を拭きとり、模様が出るようにする。

額縁にできる木枠の中に並べると視覚障害者など、触覚を頼りに楽しく作業できる。木枠の代わりに紙製の箱、浅いのでフタのほうが良いが、あるいは紙皿も使える。図案の縁に紐を貼っておくと、模様にもなると同時に、材料を貼る手掛かりになる。

材料を図案にのせるために箸を使うと食事動作の訓練にもなる。箸で豆などをつまんで、お椀に豆を移し替えるような単純な繰り返し動作の箸使用訓練が楽しくできる。利き手交換訓練の初期などでは、つまみやすい材料を選ぶ、スプーンや大きめのピンセットを使用するなど段階付けができる。

第6章 収穫と加工

リース

　リースは花や葉、ハーブなどを乾燥させ、丸く束ねたツルなどに挿し、これをドアや壁に吊るして楽しむもの。土台となる輪は、アケビや藤、キウイ、クズ、スイカズラ、モッコウバラ、レモングラス、ブドウ、朝顔、ラズベリイ、ブラックベリーなどのツルをくるくると巻くだけ。

　より簡単にするには、数本の針金の束に花や葉をさして直線のまま、あるいは丸くして飾る。

クリスマスリース

モミの木など、針葉樹の枝を丸め、松カサや木の実、リボンなどで飾りつける。

しめ縄リース

しめ縄は市販のものを利用してもよい。自分でワラを編むのも楽しい。これを輪にして台にする。松、笹、松カサ、ミカン、水引（金、銀、紅白の紙ひも）、ウラジロなどお正月にちなんだものをリースに飾りつける。

キッチンリース

月桂樹、唐辛子、セージ、ラベンダー、タイム、ローズマリーなどのハーブの枝を輪にして縛る。料理用に保存しながら、必要に応じて使っていく。

ニンニクや玉ねぎなど、乾いた茎の部分を三つ編みにして吊るしておくのも楽しい。

姉様人形

　トウモロコシの皮で作った人形は、世界各地で見られる。トウモロコシの皮やヒゲを見ると、誰でも創作意欲をかき立てられるらしい。現代風にスカートをはかせるなど、自由に作るのも良い。

材料

トウモロコシの皮、タコ糸。

道具

軸になる丸い棒（ボールペン、鉛筆などの軸でもよい）、ハサミ。

作り方

①トウモロコシの皮の内側にボールペンなどの軸を、トウモロコシの皮のスジに対して横に置く。

②軸に巻きつけ、丸まった円柱を崩さないように軸を抜く。

③丸まったほうが外になるように縦に丸めてタコ糸でしばり胴体にする。

④髷としてトウモロコシで作ったリボンなどを中心にいれる。髷全体は斜めにし、顔側を上げ、後ろを下げる。

⑤着物として、皮を横にして胴体に巻き、縦長になるように左右を後ろに折込んでおく。

⑥濃い色の皮を選び、帯として裂き、帯を締めて帯止めをつける。

⑦後ろにお太鼓をはさみこんででき上がり。

ススキのフクロウ・ミミズク

雑司ケ谷の鬼子母神の境内で魔よけとして売られるなど、昔から守り神とされてきている。ギリシャ神話でも知恵の象徴となっている。

■ 材料

ススキの穂（茎を10cmほどつけて30本ほど）、タコ糸、目にする材料（市販されている目、ボタン、木の実、葉、紙などを利用する）、ボンド。

■ 作り方

① 頭になる部分を最初につくる。
ススキの穂を10本ほど束ねて茎と穂の境を糸でくくりしっかり結ぶ。
穂先を放射状に折り曲げて、ふくろうの頭をイメージしながら丸く茎のところまで返して糸で結ぶ。

② 胴体をつくる。
頭のまわりにススキを巻き、首のところで糸で結ぶ。
胸の部分（全体の約1/3）として、すこしきつく曲げ、糸で結ぶ。
残りのススキを翼にみたててふくらませながら折り返し、糸で結ぶ。
ススキの穂先を切りそろえる。
胴体から飛び出している穂や茎をハサミで取り除く。

■ 道具

ハサミ。

③ 目をつける。
ボタンなどを利用して目をつくり、貼りつける。

④ その他、葉や木の実を利用してクチバシや耳をつけても良い。

⑤ 吊り下げて飾る場合は、初めに輪にした紐をススキの穂と一緒に縛っておく。
台木に立たせる場合は、台に爪楊枝を使ってボンドをつけ、そこに挿しこんで固定する。

わらぞうり

■ 材料

藁（タケノコの皮、トウモロコシの皮などでもよい）。縄。鼻緒となる布（裂いておく、あるいは編んでおく）。

■ 道具

自助具としての編み台（太い丸棒2本あるいは細い丸棒4本が立っている台を手作りする）とC型クランプ。ハサミ。目玉クリップ。木槌。竹ベラ。

■ 作り方

①藁を木槌で打って、やわらかくする。

②芯になる縄を2〜4mの長さで2本、編みこむ材料は適宜、2組用意する。

③長座位になり、足の親指に縄をひっかける（図）。あるいは自助具として編み台を用意し、クランプで固定する。そこに芯になる縄をかける。

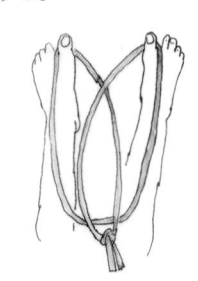

④縄の端を結んでおく。

⑤手前になる輪の部分から編み始める（図）。編み始めの材料を止めたら、縄の両端を中央に重ねて、最初の二列は中央の縄を一緒に編み込み、その後は4本の縄に交互に編みこんでいく（図）。ぞうりの幅を保つために指を立て芯の間に入れ、立て芯の間をあける。立て芯の間にいれた指を手前に引いて編み目を締める。

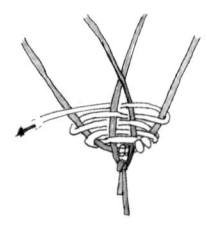

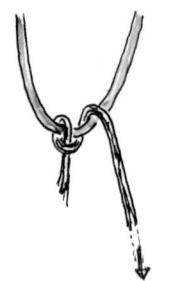

⑥全体の4分の3程編んだら、鼻緒になる布を編みこむ（図）。鼻緒になる部分の足先部分が1cmほど短くなるように見当をつけ、両側部分をぞうりに編みこんで付ける。

⑦鼻緒の後に編みこむ材料は一度鼻緒の元をくるりと一回転させて締めておく。

⑧足のサイズを確かめて、最後のかかとの部分を少しきつく締め丸みをつけておく。

⑨縄を支えていた足の親指または編み台からはずす。

⑩縄の両端を引っ張って形をととのえる。

⑪鼻緒につけた前緒（まえお）を、竹ベラで上から下に通し、縦芯の縄を折り返した上からしっかり結んで固定する。

⑫いらない藁やヒモを切る。

⑬木づちでぞうりをやわらかくする。完成。

麦わらのホタル籠

材料

麦わらのストロー部分100本くらい。

道具

ハサミ、洗濯ばさみ。

作り方

①麦わらの穂先を切りストローにしておく。

②三本を中央で交差するようにかさねる。6本の放射状になる。

③一番下のストローをひとつおきに外側へ曲げる。

④少しずつ広がるように折り曲げる。

⑤続けていき、ストローが短くなったら次のストローを差し込んでつなぎ合わせる。差し込む方のストローに切り込みを入れて細くすると差し込みやすくなる。

⑥最後は麦わらをしぼまるように折り曲げ、とめる。

鳥の巣

材料

藁（ワラ）、タケノコの皮、トウモロコシの皮など。タコ糸。

道具

ハサミ、毛糸針。

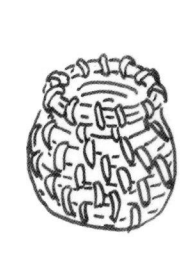

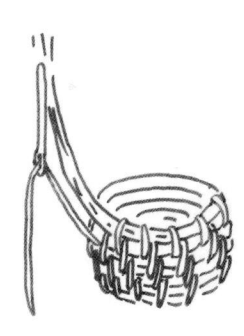

作り方

①藁を木槌で打って、やわらかくする。

②タコ糸を毛糸針に通し、藁を4本ほどたばねて2段にしたところを縫いとめていく（図）。

③皿状あるいは壺状になるよう形作る。

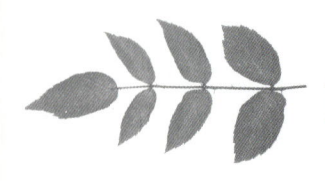

第7章　園芸療法の効果を引き出す環境デザイン

　園芸療法を効果的に実践するためには、ソフト面だけでなく、ハード面による良好な環境づくりも重要な要素になってくる。園芸療法を行うための環境づくりは、当事者のやる気を促進し、五感を刺激するための道具、設備や仕掛けから、まちづくりに及ぶ広範囲な視点で考え、計画し、デザインしていくことが必要である。

第1節　環境デザインに必要なコンセプトと手法

　心理学者マズロー（Maslow1954）の提示する人間の階層的欲求にみるように（図16）、バリアフリーデザインに基づいて整えられる製品、建物、都市環境は、高齢者や障害者の生理的、安全的欲求レベルから、さらに自尊心、自己実現、審美的欲求も満たすことも条件に含めるべきである。人間の基本的欲求は、障害、年齢、性別の有無に関わらず同じであることを理解し、障害者や高齢者のみを対象にするだけではなく、人間すべてを対象として捉えることが重要となる。従って、デザインの取り組みも、単に利用可能なレベルに底上げするのでなく、人間の基本的欲求の頂点には審美性を追求する欲求があるように、機能面のみにとどまらず、今まで使い慣れたものを継続して使用できる、あるいは一般の人と同じように社会参加できる共生型の社会に向けて、審美性、快適性も含めた方向で考えていく視点を含めるべきである。

　超少子高齢化を迎える21世紀において、必要となってくる生活環境づくりのコンセプトは、

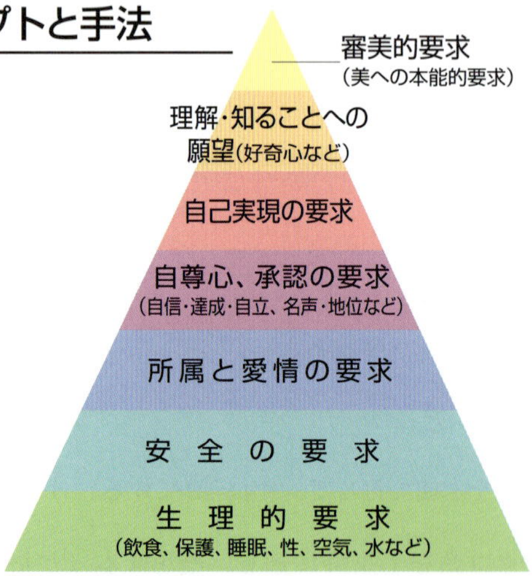

図16．心理学者マズロー（Maslow1954）の人間の階層的欲求（林玉子　改編）

①バリアフリーデザイン（今まで平等に生活、社会参加できなかった高齢者、障害者が人間として、快適に安心して生活できるように底上げした高齢者、障害者にやさしい環境）を根幹として、ユニバーサルデザイン（人と人が共生できるみんなにやさしい環境）とエコロジカル・デザイン（人と自然、地球が共存できる地球にやさしい環境）の考え方が入れ子型に展開し、これらが総合的に融合することである（図17）。

そのために必要となる最適な環境条件は、②ソフト面（園芸療法士などの専門職の育成、日本型園芸療法のガイドラインや社会的に認知される制度）とハード面（道具・設備レベル、建物レベル、地域・都市レベルの物的・技術）が、車の両輪の如く相補って始めて成り立つといえる。さらに、良好なハードは良好なソフトの上にあってこそ、その真価を発揮できる。「仏つくって魂入れず」に終わらず、真の魂が宿る、根付きやすいものにならなくてはならない、という信念をもって環境をデザインすることが大切である。

③デザインの範囲は（図17）、意識づくりからシステムづくりを踏まえて、❶道具レベル（自助具、生活補助器具、家具や設備など）から、❷建物レベル（住宅や公共建築物、医療・福祉施設など）、❸地域（コミュニティ）・都市レベル（自然環境・屋外空間、道路・交通機関・公園など）へと連続して総合的に環境をデザインし、整備することが必要である。

カバーする範囲	道具レベル 福祉機器、テクニカルエイド （自助具、生活補助具器具、建築設備、造作）	建物レベル 住宅、公共建物、 福祉・医療施設	地域・都市レベル 道路・交通機関・公園 屋外環境・自然環境
法律と制度	―厚生労働省・国土交通省― ●福祉機器の開発、普及促進法の創設 ●福祉機器の無料給付制度 ●福祉機器の貸与・購入（介護保険法） ●福祉用具専門相談員	―厚生労働省・国土交通省― ●公営住宅法の改正（高齢者対応、バリアフリー仕様） ●住宅改造、新築のための低利子・融資助成制度 ●住宅改造のリフォームヘルパー制度 ●長寿社会対応住宅のバリアフリー指針の作成 ●住宅改修費の支給（介護保険法） ●高齢者の居住の安定確保に関する法律（高齢者住まい法）	―厚生労働省・国土交通省― ●福祉のまちづくり指針・要項 ●建築基準法第40条の改正 ●地方自治法第14条の改正 ●バリアフリー新法（高齢者、障害者等の移動等の円滑化の促進に関する法律；ハートビル法と交通バリアフリー法の統合） ●ユニバーサルデザイン政策大綱

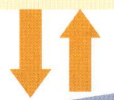

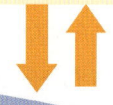

バリアフリーな環境（バリアフリーデザイン） ▶ ユニバーサルな環境（ユニバーサルデザイン） ▶ サスティナブルな環境（エコデザイン）

図17. 21世紀に望まれる環境づくりのコンセプトと具体化する手法（林玉子）

第2節　環境デザインを具体化する視点、手法

　本節では、筆者らが計画、設計、施工した日本の実例、および米国の模範的な園芸療法の実例を通して、園芸療法を効果的に行うための環境デザインを如何に具体化していくのか、その視点、手法について説明する。

第1項　「ブレーメンの庭（癒し、創生、生産の3つの庭）がある長生き人生の家（ユニバーサルデザインの住宅）」（茨城県　神栖市）

　長年の研究・設計の経験から、高齢者や障害のある人達が園芸療法を行うための環境づくりを具体化した実例として、バリアフリーデザイン、ユニバーサルデザイン、エコデザインを統合し、筆者が計画・デザインした「癒、創生、生産の3つの庭がある長生き人生の家」を紹介する（図18）。

1. 家のデザイン・設計

　1988年に、「元気なときに住んで快適、老いても生き生き暮らせる家」をコンセプトに、バリアフリーデザインを根幹としたユニバーサルデザインに基づいて「長生き人生の家」を計画、設計した。当初、この住宅を設計した時点では、日本には未だユニバーサルデザインという新しいコンセプトはなかったが、①本当のバリアをなくすことを視点として、②グッドデザインの手法に基づいて設計条件の中に種々の配慮・工夫を盛り込んだ結果、自ずとユニバーサルデザインの原則・理念が取り入れられたユニバーサル住宅となった。

　設計のポイントとしては、次の条件に配慮している。

【設計ポイント】
(1) 将来、心身機能の低下や寝たきりになったときに備えたデザインを第一条件とする。
(2) バリアフリーデザインは、目立たないよう控えめに、かつ美しさに配慮し、さりげなくトータルインテリアに融合させる。
(3) 物的、心理的、社会的バリアも取り除き、友人が気軽に訪れるよう、住宅の内部と外部（庭）が連続かつ、一体化し、車いすで玄関から家、家から庭までアプローチできる。（写真1-1、1-2）
(4) 心身機能の低下、生活ニーズに応じて将来、簡単にリフォームできる仕組み（可変性）を取り入れている。

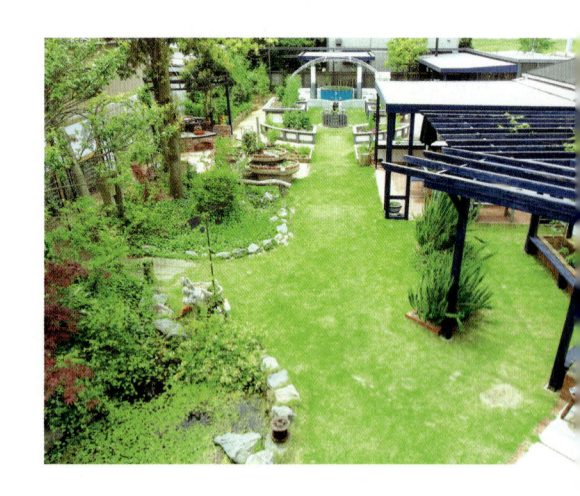

2. 庭のデザイン・設計

　住宅の完成後は、「癒し」「創生」「生産」の3つの役割が調和して、年齢、障害の有無に係わりなく、誰もが楽しむことができ、元気のでるユニバーサルデザイン、および自然と緑化（草花）の持つ多面的なエネルギーを活かしたエコデザインを実現した「ブレーメンの庭」を、下記に配慮してデザイン・設計し、完成させた。

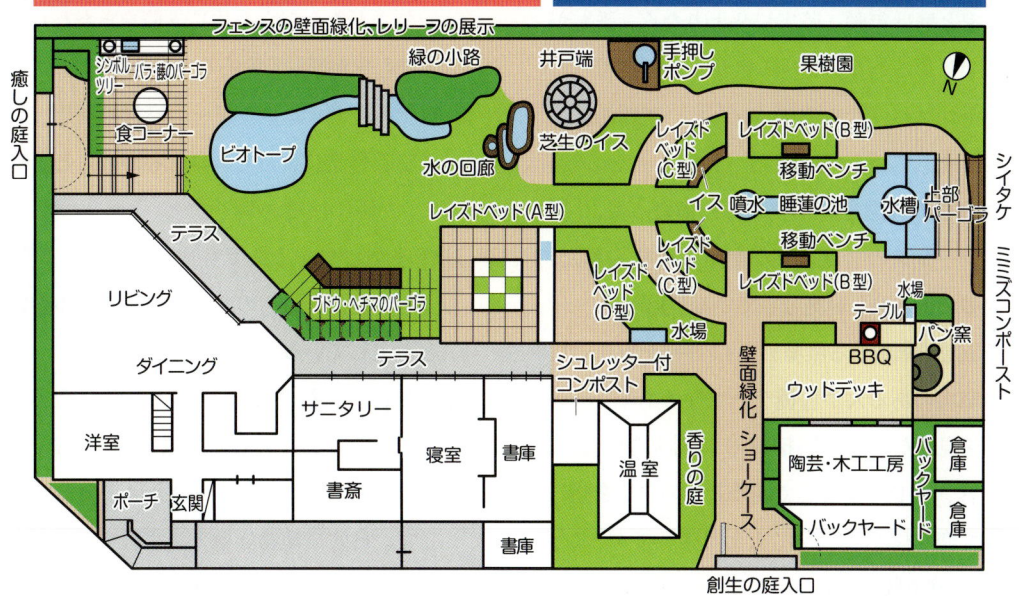

第7章　園芸療法の効果を引き出す環境デザイン

家のユニバーサルデザイン
- アプローチはゆるやかなスロープ（勾配1/20）。玄関から室内は段差なし。
- アプローチ、室内の手すりは目立たず、美しくデザイン。
- 立っても座っても、車いすでも作業ができるキッチン。
- 寝室からサニタリーへ連続した天井走行式リフト。

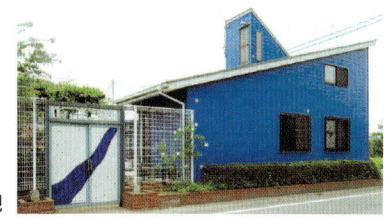

図18．「ブレーメンの庭（癒し、創生、生産の3つの庭）」とサスティナブルな暮らしのある「長生き人生の家」　平面図

「癒しの庭」：254.72㎡（2006年完成）、「創生の庭」／300.75㎡（2008年完成）、住宅延床面積／149.68㎡、「生産の庭」（316.80㎡）（2009年完成）
全体プラン・デザイン：林玉子（聖隷クリストファー大学）／コンサルタント：林悦子（ユニ＆エコデザイン研究所）／住宅設計協力者：張忠信（信設計事務所）／庭施工：中村直人（ハーブプラネット、造形作家）

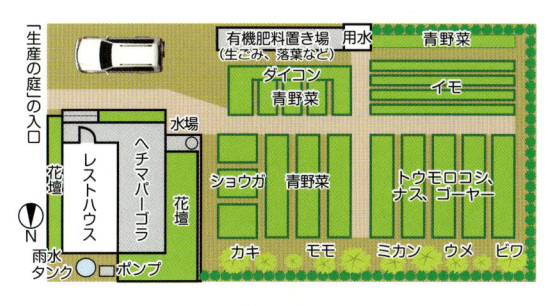

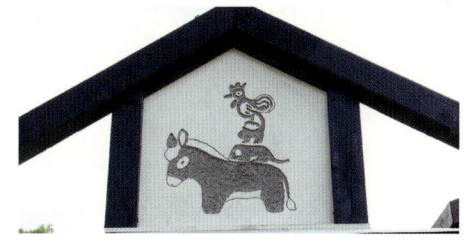

写真2　「ブレーメン音楽隊」
ユニバーサルからサスティナブルな思想を庭という形で表現するため、グリム童話「ブレーメン音楽隊」をモチーフにストーリー性のある夢と芸術的要素を伴ったアイデアを取り入れた。老いて働けなくなったロバ・犬・猫・鶏たちが助け合い共生するドイツの民話は、今後の日本社会の福祉のありようを示している。

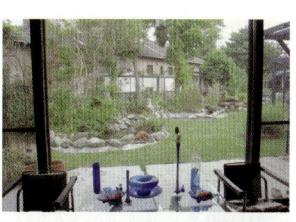

写真1-1　リビングルームから庭全体を感じとれる

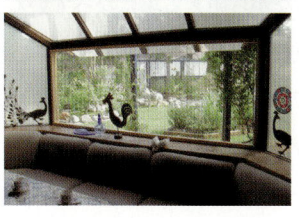

写真1-2　食堂から庭が眺めることができる

【庭のデザイン・設計のコアコンセプト】

(1) 家と庭は年齢、障害に係わりなく、誰もが楽しめるバリアフリーデザインを根幹としたユニバーサルデザインとし、空間的に一体化している（写真1-1、1-2）。

(2) 研究の理念を具体化するにあたって、「ブレーメンの音楽隊」の物語を取り入れた、夢のある楽しい庭としている（写真2）。

(3) 五感を刺激する環境デザイン手法を取り入れ、障害のある人が各種テーマ性のあるゾーンを見るだけでなく、植物や水、造形物を触り、音、香、色など五感で四季折々の自然を感じて楽しむことができ、人と自然が接することで、庭を散策すると生きる力が湧いてくる。

(4) 見る楽しみだけでなく園芸療法や植物を育てることを体験することで、リラックス感、生きがい感、満足感を得ることができる参加型ガーデン。将来は地域にも開放する。

(5) 元気なときから心や体に支障をきたしたときでも皆が楽しく安心して共用できる。

(6) 自然の資源・エネルギー、廃材の利用、および手作業によってエコを心がけると同時に、安価にしている。

(7) 管理がしやすく誰でも長く楽しめるよう、また、経済、労力の負担を減らすため設備を工夫している。

(8) 庭は、①自然や家族や友人と触れ合うことで、精神的な癒しの効果を得られる「癒しの庭」、②働く生きがいと自立を概念として、自分で植物を植え、食物やモノを生産するまでの仕組みを取り入れた「創生の庭」、③大地と触れ合い、自然に近い形で自然農を楽しむ「生産の庭」の3つによって構成されている。

①「癒しの庭」

植物を育て、人と触れ合うことで五感が刺激され、心身の癒しを得ることができる「癒しの庭」を2002年から4年間を費やして完成した。天の川と星がちりばめられ、歩行器でも昇降しやすい手すりのついた道路側の「玄関」を入ると（写真3）、すぐ奥にはバラを楽しめる前庭（写真3-1）がある。中の銅製のアーチ（写真3-2）をくぐると、左側に「花の食卓」（写真4）のコーナーがあり、車いすでも接近でき、藤棚の下でハーブティーを飲みながら憩える場になっている。

花の食卓を通ると、自然の生き物や植物を観賞することができる「ビオトープの池」（写真5）と、視覚障害者も手で触って鑑賞できるよう、ユニコーンのレリーフを壁にしつらえ、つる性植物を生やした「緑の小径」（写真6）が続く。その奥には、子どもや車いすでも水の音を聞き入ることができるよう高さを30、50、70cmに変えた「水の回廊」（写真7）があり、家まで響くさわやかな水の音に癒される。

水の回廊の右側には、園芸療法や様々な活動を行う多目的なレイズドベッド（写真8）がある。園芸療法だけでなく、プランターを取り外して台を置いて作業台にすれば、クラフトづくりや鉢植えなどの陶芸や食事など多目的に使うことができる。

家のキッチンの近くには、料理にすぐ使えるハーブや薬味などを植えている「キッチンガーデン」（写真9）がデザインされている。

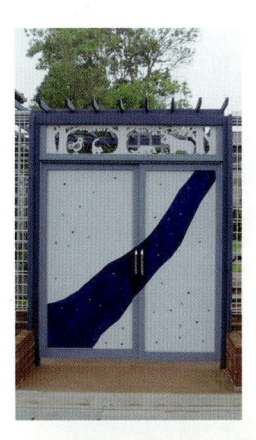

第7章 園芸療法の効果を引き出す環境デザイン

玄関扉上部には、ブレーメンの音楽隊のストーリーを造形。表裏には、天の川をイメージし、ガラス玉で星を散らし、七つの世界－日（陽だまり）・月（夜景）・火（花の食卓）・水（ビオトープ）・木（樹木、草花）・金（鉱石）・土（大地）・星を、五感で楽しめるよう装飾している。

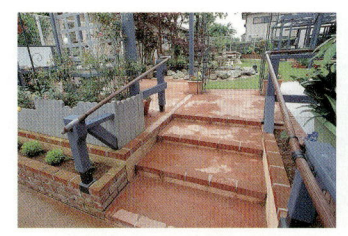

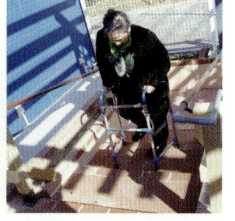

写真3　玄関と出入り口
玄関の出入り口は、スペースのひきが足りないために階段にしたが、歩行器が使用しやすいよう踏面の広い手すりの付いた階段となっている。さらに車いす使用者は住宅側の玄関前に設けられたスロープから入ることができる。多様的な選択肢を設けることがユニバーサルデザインの基本の1つとなっている。

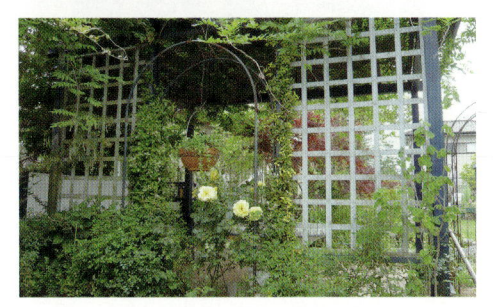

写真3-1　前庭　バラや色とりどりの花。

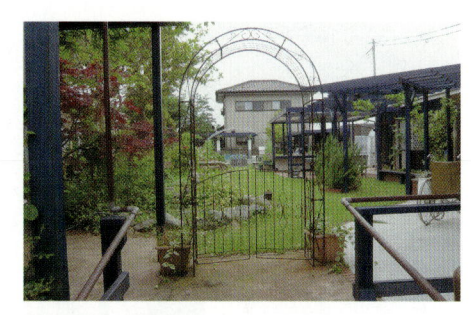

写真3-2　銅製のアーチ

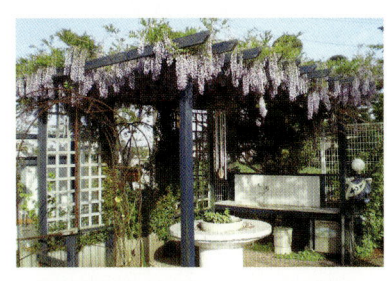

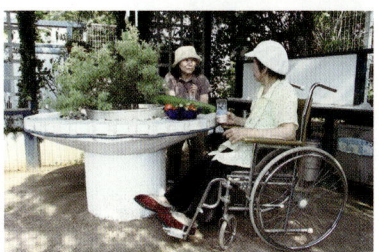

写真4　花の食卓
藤の花が咲くパーゴラの下には丸テーブルを設け、その中心にグリーンの鉢をコーディネート。植物を観賞しながらハーブティーでティータイムを楽しみ団欒できる。

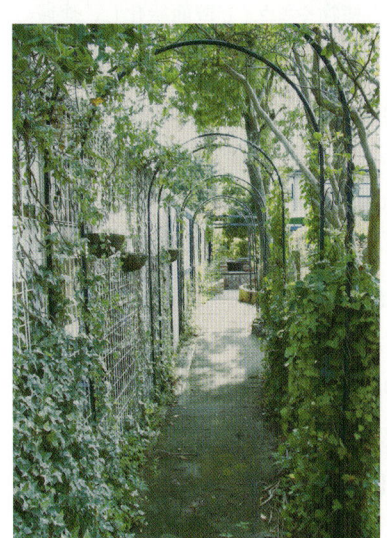

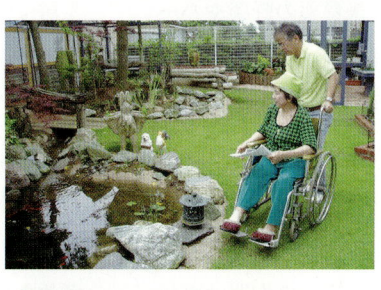

写真5　ビオトープの池
2つのビオトープの池と水の回廊の水は地下水を循環。池の間に渡してある橋から、利根川水系に育つ水生植物や魚貝類やメダカや金魚、トンボや蛍など多様な植物や生物を観賞できる。

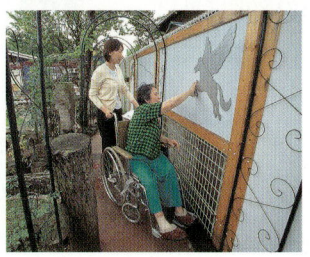

写真6　緑のトンネル（小径、回遊路）
周囲はフェンスで囲み、各種つる性の植物を生やせ、視覚障害者も巣箱やレリーフなどアートスペース、モニュメントを手で触って回遊できる。遊歩道は車いすでも散策できるよう、透水性があり、ノンスリップを特徴とする真砂土（まさど）を使用。

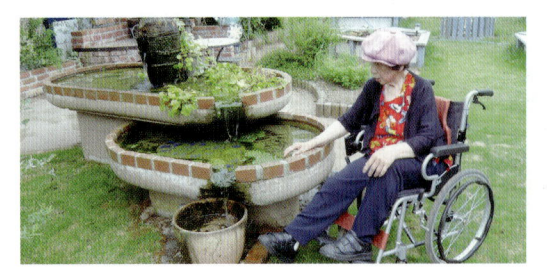

写真7　水の回廊
高さを3段階（30、50、70cm）に変えて、子供や車いすの人も、素焼きの壺からの流れ出る水音を聞きながら水に触れられる。

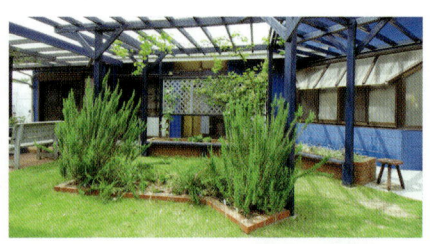

写真9　キッチンガーデンとテラス側の出入口
ハーブや青じそ、イチゴ、そのほか季節の野菜などが植えられたコーナー。秋にはパーゴラの下にブドウがたわわに実る。テラスからは段差がなく、車いすでの出入りができる。

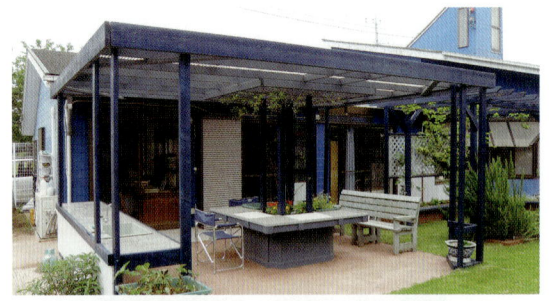

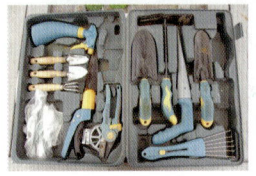

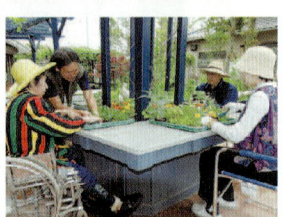

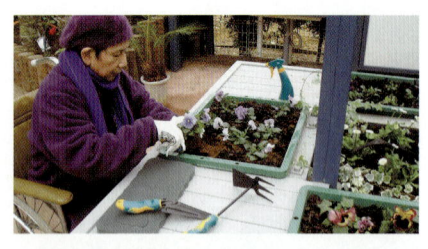

園芸療法用の道具（英国製）

写真8　園芸療法のできる多目的スペース：可動式のレイズドベッドとパーゴラ
市販のプランターをはめこんで園芸療法の活動を行うよう設計・設置されている可動式のレイズドベッド。プランターを取り外せば蓋ができ、クラフトづくりや鉢植え、陶芸や食事などの作業台、ダイニングテーブルとして多目的に使うことができる。屋外に出るのが億劫になる冬は、パーゴラの側面をメッシュ入りビニールカーテンで覆う事ができる。ポリカーボネートの屋根はジャスミンで緑化している。

②「創生の庭」

　「癒しの庭」を拡張し、無農薬の野菜やハーブ、果樹を育て、収穫、料理したり、天然酵母パンを作ったり、陶芸や木工を楽しむなど、地域の人達と一緒に植物の生命を育み、生きがいと地域コミュニティを広げる場として、2008年に「創生の庭」を完成した（写真9-1）。

　「創生の庭」にあるもう1箇所の玄関は車いすで出入りできるようバリアフリーになっている（写真9-2）。

　玄関をくぐると、右手に壁面緑化した「グリーンハウス（工房）」（写真10）とレンガ造りの「多機能釜」（写真11）のある食コーナーがある。工房は蔓性植物やキウイで壁面緑化し、地域の人が陶芸や木工を楽しめるコミュニティスペースとして利用する。工房と連続しているデッキに設けられている多機能釜は、庇が付いているので雨の日でも、畑で採れた野菜を使って、屋外でバーベキューやパン、ピザを焼いたり、煮炊き、燻製を楽しめる。

　玄関の左手には、キンモクセイなど香りがする低木を植栽している「香りの庭」（写真9-2）と、苗を育てる「温室」（写真12）やシュレッター付コンポスト（写真13-1）、工房の後ろにはミミズコンポスト（写真13-2）、雨水タンク（写真14）、

椎茸栽培のスペースがある。そこを通ると、果樹園コーナー（写真15）、手押しポンプのある井戸端スペース（写真16）につながる。井戸端スペースでは、車いすで手押しポンプで水を汲むことができ、昔の暮らしを思い出しながら団欒する井戸端スペースとして、また災害時に備えて利用することができる。

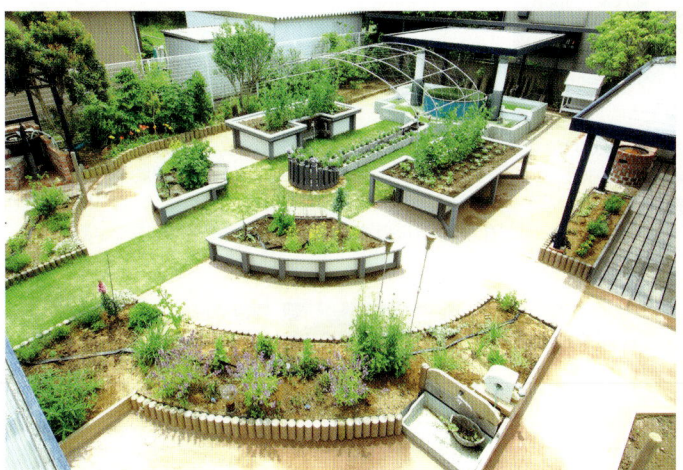

写真9-1 創生の庭の鳥瞰

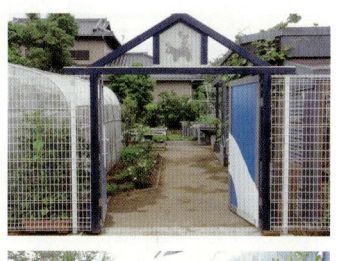

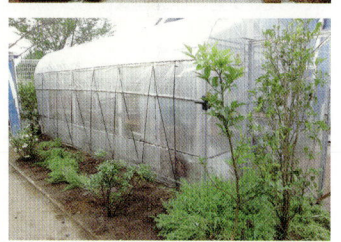

写真9-2 「創生の庭」の玄関
車いすを使用する人は、この玄関から出入りする。玄関を入ると温室の横にある「香りの庭」が出迎える。

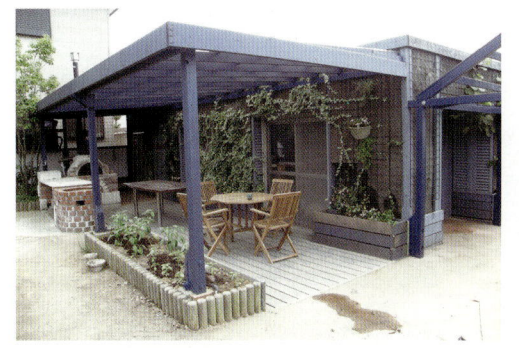

写真10 壁面緑化しているグリーンハウス（陶芸、木工工房）
既存のプレハブの建物を工房に使用。外装をはがして、2×4の材木のプランターで外壁を作り、植物の蔓や葉を這わせる為繊維状のシュロとワイヤーメッシュでカバーし、各段に常緑の蔓性植物（アイビー、ヘデラ、カズラなど）で壁面緑化。屋上の強い直射を遮るために夏場の炎天下でも元気に繁茂する10年モノのキウイフルーツも移植し、緑化している。緑に囲まれた工房の中で、窯やシンクのあるデッキとともに、コミュニティスペースとしてたくさんの作品が生まれる事が期待される。

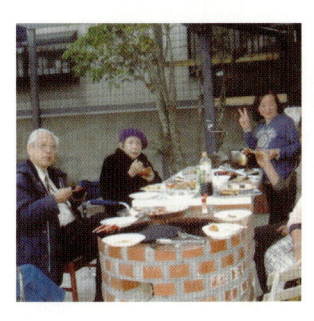

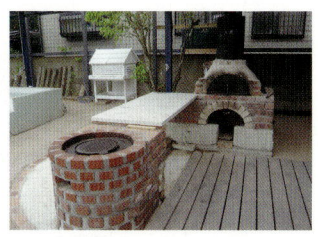

▲釜の表側はピザやパンを焼き、釜の後ろ側は煮炊きに使用。

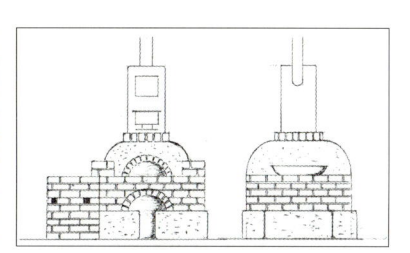

図19 バーベキュー炉の付いた多機能石釜（パン窯、燻製、煮炊き）

写真11 バーベキュー炉の付いた多機能石釜（パン窯、燻製、煮炊き）のある食コーナー
庭の石窯は、穫れたての野菜をバーベキュー炉で焼きながら、煮炊きから燻製も楽しめる、パン・ピザ・燻製、煮炊兼用の多目的石窯となっている。基礎は大谷石、火の焚き口には耐火煉瓦を使用し、薪だけでなく、町の中でも煙が出ないよう炭火も使用できる。下段で薪・炭火を燃やし、その熱で上段の窯の中で天然酵母のパンやピザが焼ける。煙突の中ではスペアリブや地鶏・魚の燻製ができ、パン釜の裏側には余熱を利用して直径30cmの大鍋がある。下段の余熱で、筍・とうもろこし・味噌造り用の大豆をじっくり大量に煮立ちする釜戸になっていて、四季折々の旬の素材を最高の食べ物に変えてくれる三ッ星の料理人として活用される。

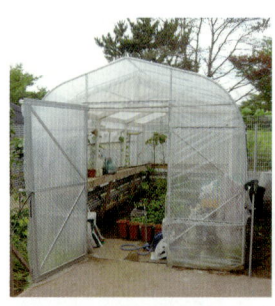

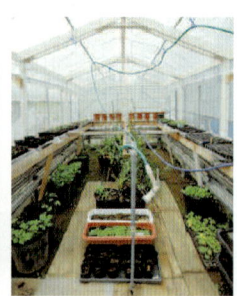

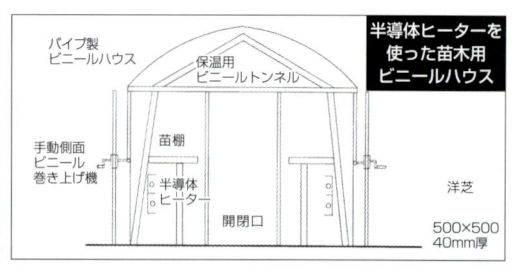

図20 温室

写真12 ドリームハウス（温室）
4坪ながら冬季・苗作り用にビニール温室があり、この中にも半導体ヒーターを組み込んだアルミフィンの放熱管暖房システムの暖房機（カーボンヒーター）が設置され本格的な温度管理ができるよう設計されている。半導体ヒーターは、熱効率がよく、外気が0℃の日も内部は10℃が保たれ、電磁波が出ないため極めて省エネ性が高く、コントロールしやすい。さらに燃焼させないので、安全でCO_2削減にもつながる。この中で育った苗が「生産の庭」に植えられ、熱帯の果樹も育苗されている。

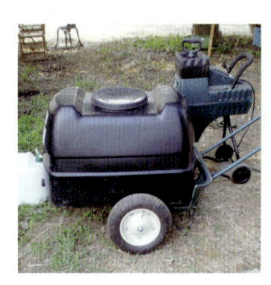

写真13-1 シュレッター付コンポスト
温室の裏には、生ごみや枯葉などを粉砕して、もみがらや米ぬかを混ぜて発酵させ、固形肥料と液体に分解するシュレッター付コンポストがある。

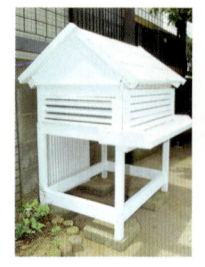

写真13-2 ミミズコンポスト
ミミズを使って生ごみを分解させ、有機肥料をつくって花や野菜づくりに利用する。百葉箱のようなデザインは、風通しもよく、清潔に管理できる。中を開け、状態をチェックする。

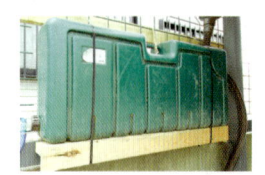

写真14 雨水利用システム
屋根で収集した雨水を貯め、シイタケの水やりや池の水に活用する。

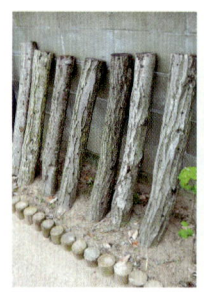

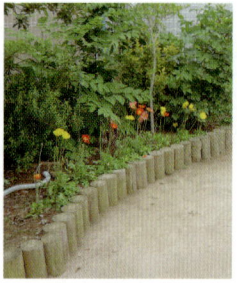

写真15 シイタケ栽培、果樹園
適度に風が通り日陰になる西側の壁には、ナラ・クヌギの原木でシイタケも栽培している。柑橘系だけでもさまざまな種類が植えられ、長い期間収穫を楽しめる。食べきれない果実は、ジャムやジュースなどの保存食になる。

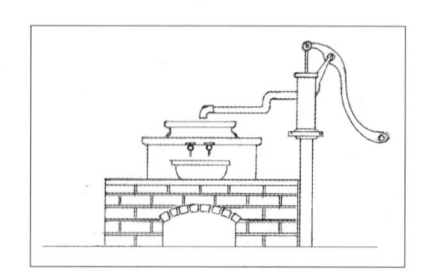

図21 井戸端コーナー

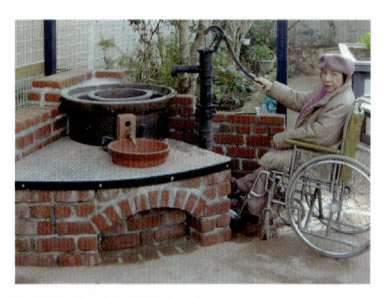

写真16 井戸端コーナー
庭には2ヵ所に井戸があり、そこから汲み上げられた地下水は、水路にもなり、噴水になって広い庭全体を葉脈のようにめぐり、緑の生命を潤している。
昔ながらの手押しポンプで地下水を汲み出す井戸は、夏の清涼な風物となっている。手押しポンプで汲みあげた地下水は大甕の中の粉砕した御影石・備長炭・砂・小砂利・シュロなどで濾過され、果樹（ヤマモモ・ビワ・サクランボなど）や山野草（ウド・茗荷・明日葉など）の畑に散水したりスイカを冷やすのに利用する。庭の中央に位置する井戸と水の回廊に挟まれた円形の石畳にテーブルを置き、樫の木の下では井戸端談義に花を咲かせるよう工夫している。

中央には、養殖池と水路、畑のレイズドベッドがデザインされている(写真17)。養殖池には噴水があり(写真17-1)、水の流れる音や魚を鑑賞することで五感が癒される。

畑のレイズドベッドは(写真18)、歩行状況に応じて、立位(75cm)、座位(45cm)、車いすに座ったまま(70cm)の3段階の高さで農や園芸作業ができるよう多様な高さのベッドを造作している。また、車いすでのアクセスや作業がより楽にできるよう、フットレスト、肘掛けを外して奥までアプローチできるよう工夫している(写真19)。

「癒しの庭」と「創生の庭」は連続していて、花の食卓から井戸端スペースを廻って、随所に用意されたベンチで休憩しながら、キッチンガーデンへと戻れるようになっている。

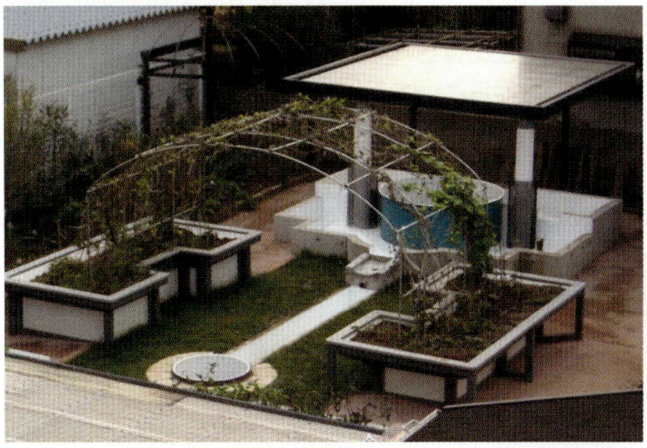

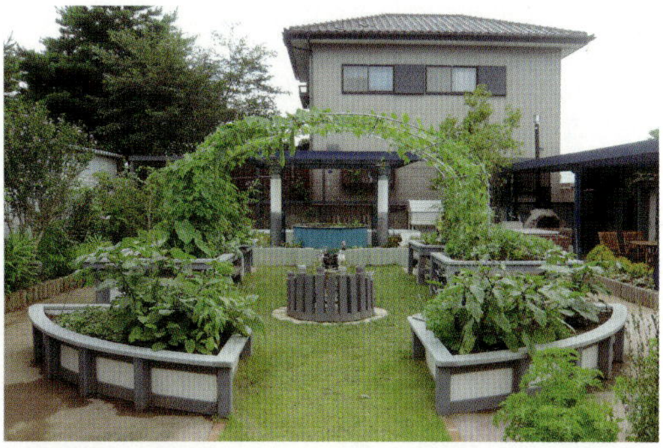

写真17
庭の中央にある養殖池と水路、草花・野菜を育てるレイズドベッド

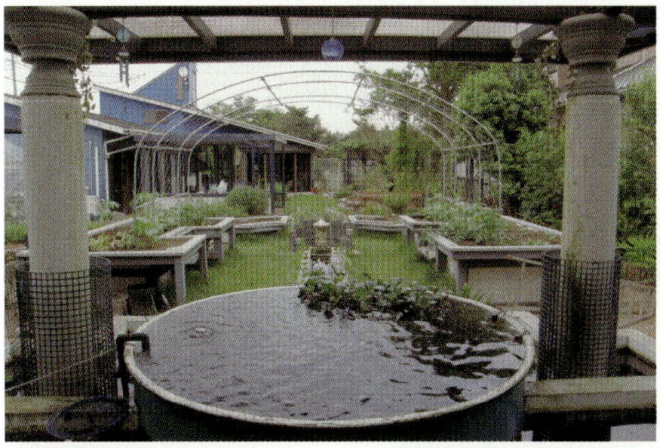

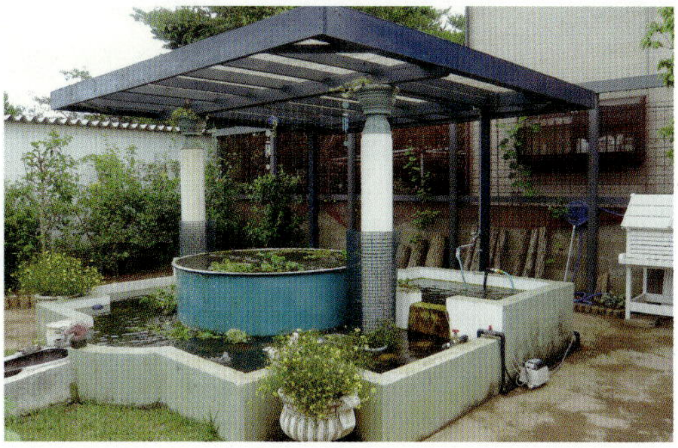

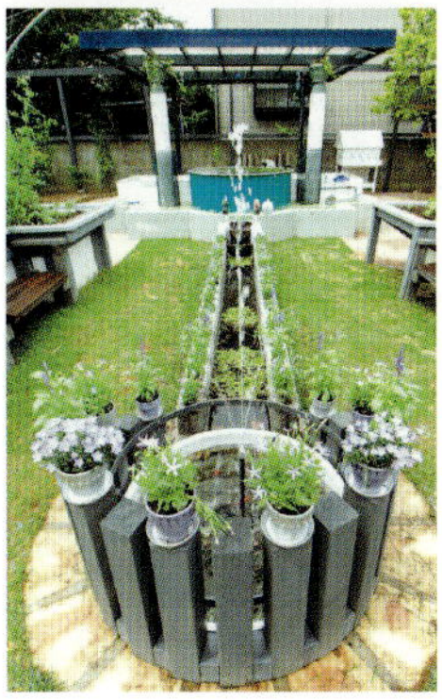

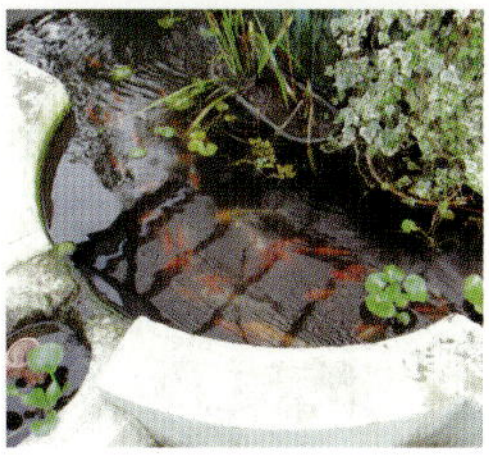

写真17-1　水系のデザイン(噴水、鯉と金魚の養殖池と水路)
噴水と奥の水槽を結ぶ水路を軸に、花壇をシンメトリーに配置。芝生にネットが敷かれ、車いすでも移動しやすい。
巨大な水槽は、明治の初頭の造り酒屋がそれまで続いていた巨大な木樽の代わりに大枚をはたいて買い換えたといわれるホーロー製のタンクを再利用。直径・深さ共2mのタンクの周囲をさらに防水コンクリートで囲い、鯉やナマズ・川魚などの養殖池を作っている。養殖池全体を葡萄棚のパーゴラで覆い、夏の直射で水温が上がるのを抑えるようにしている。養殖池は庭の中央の小さなタンクまで酸素を取り入れながら流れていくよう五段の高低差を付けて設計している。水路の小さなタンクには自然濾過装置を作り、綺麗な水が再び養殖池に循環するよう工夫している。

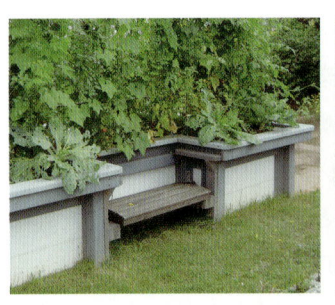

作業中に休憩できる折り畳み式の
ベンチが設けられている。　　立位（畑の高さ：75cm 高）　座位（45cm 高）　　車いす（70cm 高）

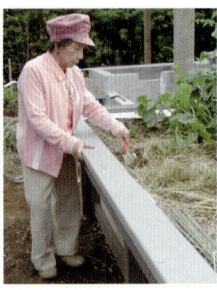

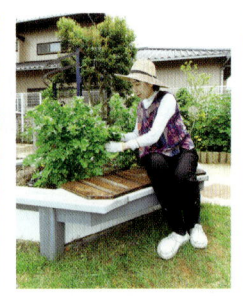

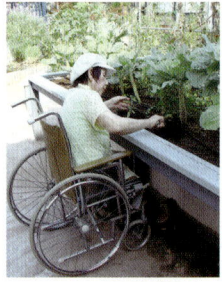

写真18　多様な高さに設定したレイズドベッド（固定式）
台を設けてその中に土を入れた菜園（花壇）。立位（75cm）、座位（45cm）、車いすに座ったまま（70cm）の3段階の高さで農・園芸作業ができるよう高さを工夫している。車いす利用者はもちろん、腰をかがめず立った姿勢で作業できるので、誰にとっても快適。上部のアーチには、ヘチマも栽培できる。

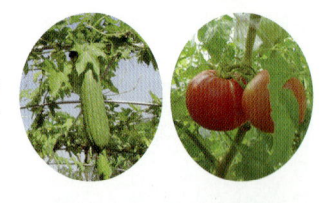

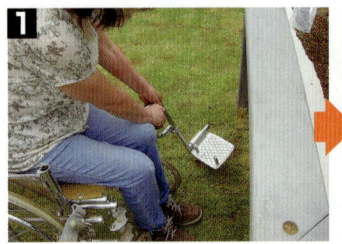

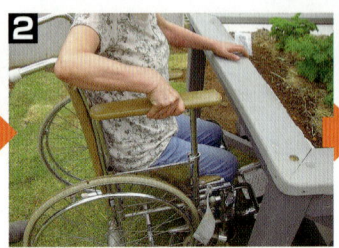

▲フットレストを外す。　　▲肘掛けを外す。　　▼奥まで入ることができる。

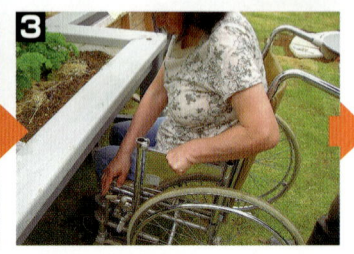

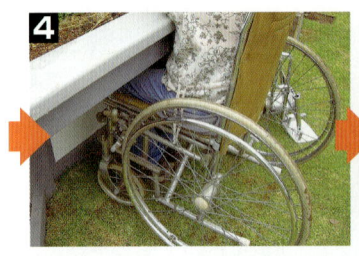

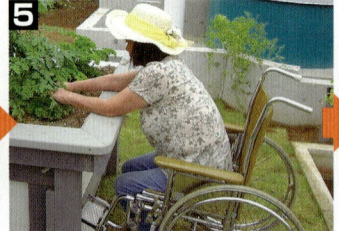

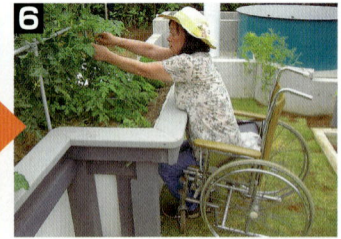

写真19　車いすのフットレスト、肘掛けを外すと奥まで入れる工夫されたレイズドベッド
車いすで作業がしやすくするためには、①フットレストや肘掛けなどが外せる可動式の車いすを使用する、②園芸作業がしやすいよう改良した車いすに乗り移る、など工夫することが大事。

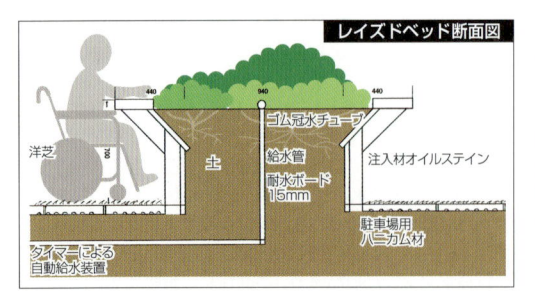

図22　多様な高さのある畑のレイズドベッド（固定式）

②「生産の庭」

家から50mほどの離れに、自給自足を目指して大地に触れながら自然農法で野菜を育てる「生産の庭」（写真20）がある。

出入り口にはスロープを設けて、畑まで車いすで入れるよう舗装している。畑には馬糞と藁、生ごみや枯葉でつくる堆肥場や、農作業に疲れたときに休憩できる、輸送用コンテナを再利用したレストハウスがある。

【施工ポイント】

施工にとりかかる際は、フェンス、屋根、パーゴラなどの基礎工事、および配管、防水の関係からビオトープの池を先に施工し、次にコンクリートの工事が必要なレイズドベッドや水の回廊、花の食卓を創作すると同時に、自然からの豊かな恵みを楽しめるようブドウやパーゴラに生えさせる藤などのつる性の植物は早めに植えている。

さらに、自然エネルギーや廃材を活用し、設備を工夫するなど、環境に負荷のないよう以下の点でも工夫している。

(1) 家の屋根から雨水を溜めるタンクと生ゴミを肥料にするためのシュレッター付コンポストを設置（写真13-1）。
(2) 水の回廊とビオトープの池の水は地下水を循環させている。
(3) 遊歩道には負荷を少なくするため透水性のある真砂土を使用。
(4) レイズドベッドの屋根はハーブを下から生やし、日光を遮りながら木漏れ日も楽しめるよう緑化し、食堂の窓ガラスの前にもつる性の植物を生やして、パーゴラに付設したパイプから地下水を流して遮熱に工夫（写真21）。
(5) 花の食卓、水の回廊をコンクリートで造形する際は、古タイヤを鋳型に活用し、大型水槽は、ホーロー製の酒樽をリサイクルしている。
(6) レイズドベッド（図22）、噴水、多機能窯（図19）、温室（図20）、井戸（図21）などは、すべて手作業で造作。
(7) 菜園や温室は、水やりに要する労力を軽減するため自動散水の装置を取り付け（写真22）、また温室の暖房には半導体ヒーターを使用して省エネに工夫することで、経済的な負担を軽減している。

「長生き人生の家」と時間をかけて手作りで造られた「ブレーメンの庭」（写真23、24）は、団塊の世代が定年を迎える中で、障害をもつ者、元気な高齢者や車いすを使用する高齢者も、バリアフリーデザイン・ユニバーサルデザイン・エコデザインを融合したサスティナブルライフと健康で生きがいのある人生をつくることを学習・体験し、「癒し、創生、生産」する環境を実現している。

自然と共生する暮らしを活用し、生きがいのある人生を創出する上で、園芸療法の効果を引き出す物理的環境や自然環境を創出することは、園芸療法自体の相乗効果を高め、普及していく上で大切なことである。今後は、①家と庭を地域に開放し、さらに地域の高齢者や住民、友人が集い、エコロジーな暮らしを体験する学び、交流の場として、②園芸療法のツールおよび地域における園芸療法のサテライト的な拠点として庭を活用していきながら、園芸療法のネットワークの輪を広げ、人と自然が共生・共存したコミュニティづくりに取り組むことを目指している。

（林玉子、林悦子）

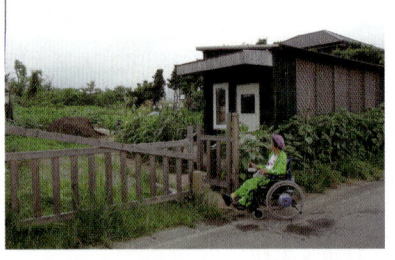

輸送用コンテナを再利用した、資材の収納庫を兼ねた休憩や宿泊ができるレストハウス。

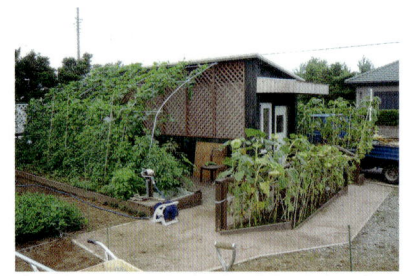

出入口からレストハウス、畑のメイン通路まで車いすで入れるよう出入口は透水性のある真砂土で舗装し、スロープにしている。レストハウスに掛かる棚はヘチマ・ゴーヤが栽培・収穫できる。

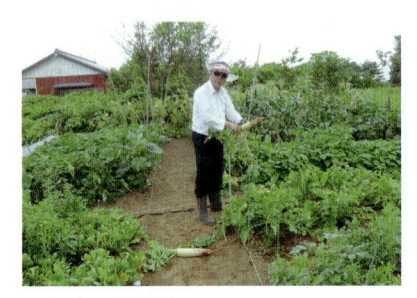

写真20　生産の庭

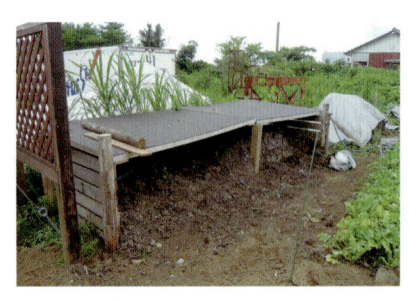

馬糞と藁、枯葉、生ごみの堆肥場、畑には充分な水量の雨水タンクもある。

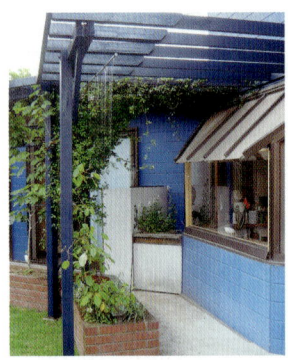

写真21　食堂の出窓の上部に取付けたパーゴラには、夏の暑さを和らげるよう水が流れる仕掛けをしている。さらに直射日光を防げるようパーゴラの上部には金網を設け、テイカカズラなどのつる性植物で緑化している。

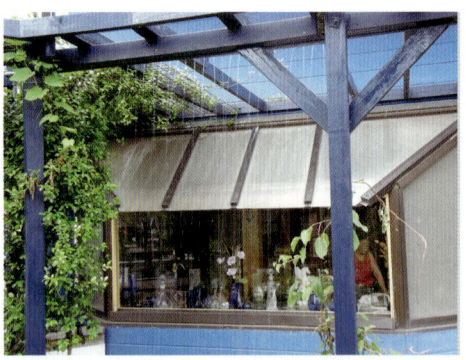

写真22
散水用のホース
ホースはタイヤのゴムを再利用した園芸用潅水チューブを使用。設定した時間帯・回数・量の水やりを自動的に行える。

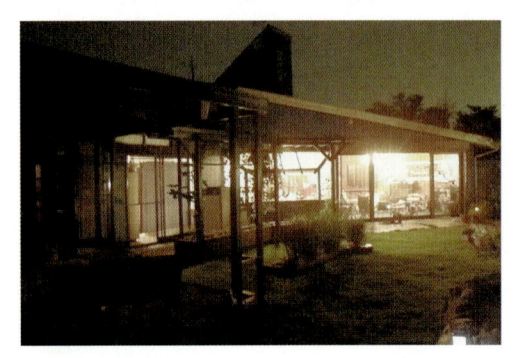

写真23　夜景

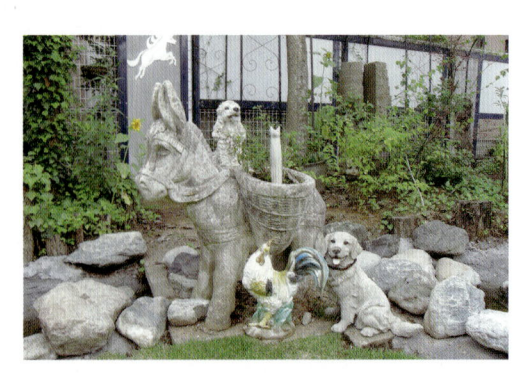

写真24　ブレーメンの音楽隊をモチーフにした「ブレーメンの庭」

96

第2項　医療施設に設けられた井戸端・ビオトープのある地域のふれ合いと憩いの場

（医療法人　西部診療所　介護老人保健施設プライエムケア川越、西部診療所　埼玉県　川越市）

- ガーデンプランナー：林　玉子（聖隷クリストファー大学教授、ユニ＆エコデザイン研究所顧問）
- デザイナー、施工：中村直人（ハーブプラネット代表、造形作家）

　太古から水のある所に人や命あるものは集まり、共に水の恵みを分かち合ってきた。生活の智恵から生まれた水源となる『井戸』は人と人の交流の場でもある。井戸端の再生によって失われてしまった温かい人間性を取り戻し、3つのわ（話、和、輪）が地域の輪として広まっていき、後生に伝承されていくことを願って、埼玉県川越市にある老人保健施設と診療所の敷地に、筆者らがデザイン・設計した地域の人々が触れ合うための井戸端的なスペース（あずま家）が設けられている（写真25）。あずま家には、昔ながらの手押しポンプによる井戸が造られ、懐かしく汲み出すお年寄りや、物珍しく触れる子ども達の様子がみられ、高齢者と地域の子どもたちとの新たな交流の場となっている（写真26）。その横には、足湯があり、地域の人が休憩しながら憩う場となっている（写真26-1、26-2）。あずま家へつながる出入り口には、昔の伝統的な暮らしや下町の暮らしをイメージした路地が再現されている（写真27）。通路脇の広場には昔ながらのかまどがあり、薪で炊いたお米で、地域の子ども達も一緒になって餅つきをするときに利用されている。（写真27-1）。路地の横には、車いすでも暖まりながら暖をとれる囲炉裏・縁側・土間のある伝統的な暮らしを体験できる住宅があり、デイサービスの他に様々な催しにも利用され、地域のたまり場として多目的に活用されている（写真28、28-1～4）。

　井戸端にはビオトープの池がつながっていて、雨水槽のタンクに水をためポンプで循環させている。井戸端・かまどのあるエリアのビオトープは和のなごみを感じるよう竹・木などを柵として使い、ししおどしなど日本庭園を思わせる風情も取り入れている（写真29）。池・小川の周りには、春にはミョウガ・ウド・フキなどの山菜が育ち、隣接する施設のお年寄り達も縁のベンチに座りながら、車いすのまま、四季折々の山野草を楽しむことができるようデザインしている（写真30）。

　井戸端の裏には烏骨鶏の小屋があり、暑さや湿度に弱い鶏を保護するため、風通しと地温、炭を生かした平飼い養鶏の技術を取り入れ、常に新鮮な水・餌を半自動で供給できるようになっている（写真31）。産卵率の低い烏骨鶏の卵はとても貴重で滋養に富み、鶏糞は鶏小屋の裏にある畑の有機肥料となって美味しい野菜を育ててくれ、循環型有機農法の一役を担っている（写真32）。

　井戸端のスペースは、施設のお年寄りや診療所の患者以外に、地域の子ども達から大人まで自由に気軽に訪れ、生き物を鑑賞し楽しめ、心を和ませてくれる交流や休息の場として、人々が集う拠点となって地域の輪をつなげ広めていく場として有効に利用されている。

（林玉子、林悦子）

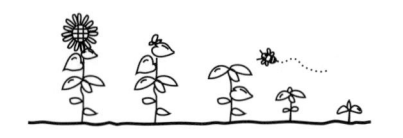

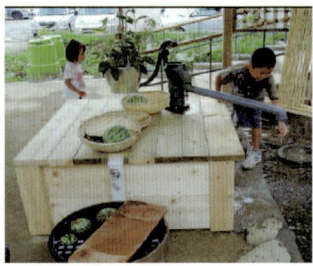

写真25　老人保健施設の横にある井戸端、足湯のあるあずま家

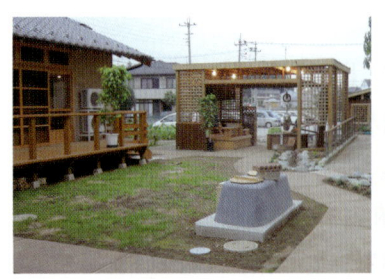

写真26　あずま家にある、子ども達にとっては物珍しい手押しポンプ式の井戸。隣の老人保健施設の高齢者もスロープを通って訪れる。

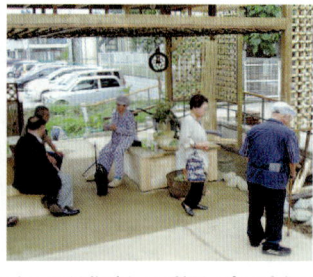

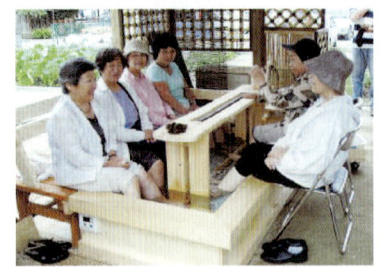

写真26-1　井戸端の中の足湯
昔、乗り物もなく、下駄やわらじ、時には裸足で数十kgもの体重と荷物を小さな足の裏で支えながら大地を歩いていた時代には、家でも旅籠でも玄関には足を洗う桶があり、一日の疲れと汚れを落としていた。手軽に体を芯から温め、疲れを癒してくれる足湯は、井戸端会議をしながら人々が交わるとともに古の記憶を回想させてくれ、自然と会話がはずむ交流の場になっている。

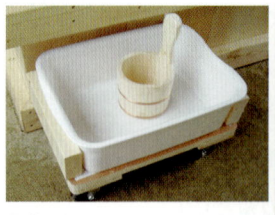

写真26-2　足湯にある移動できる桶と洗面器

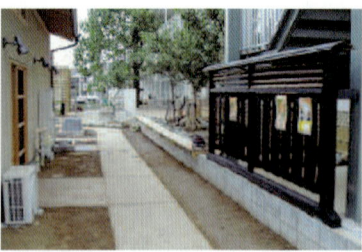

写真27　出入り口の路地
昔の馴染みのある路地をイメージした通路。昔のポスターなども貼り付けている。

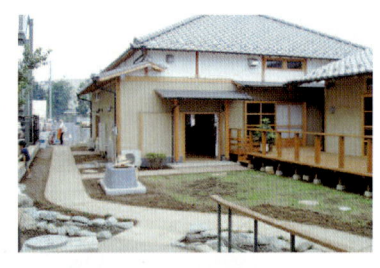

写真27-1
ビオトープの横にあるかまど
薪でお米を炊くなど、昔の道具も体験できる。

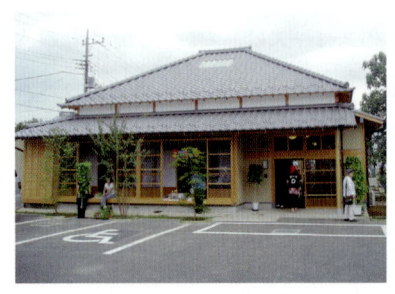

写真28　昔の伝統的な生活を体験できる住宅　囲炉裏・縁側・土間がしつらえてある。

写真28-1　縁側では駄菓子などの市も開催

写真28-2　車いすでも利用できる囲炉裏

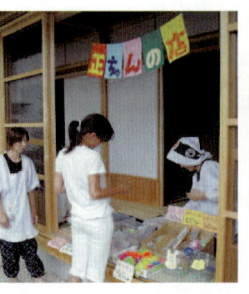

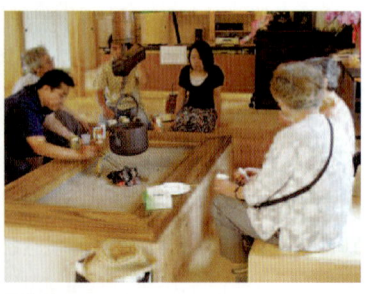

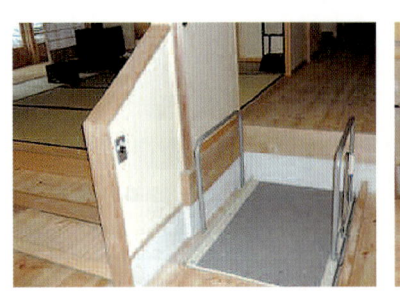

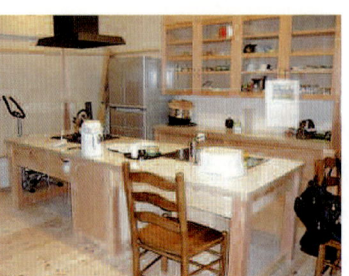

写真28-3（左）
伝統的な住宅には、段差昇降機が設けられている

写真28-4（右）
使いやすいオープンキッチンと土間

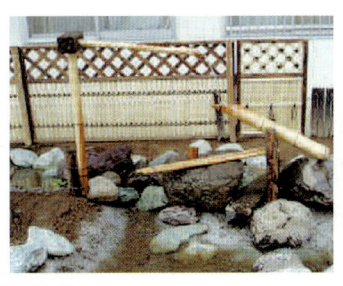

写真29
柵は竹・木などを使い、ししおどしなど日本庭園の風情も取り入れている。

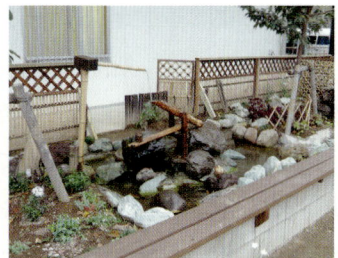

写真30　井戸端に繋がるビオトープの池
池の高さを上げ、縁のベンチに座りながら、車いすのまま、四季折々の山野草を楽しめ、一休みできるようにしている。

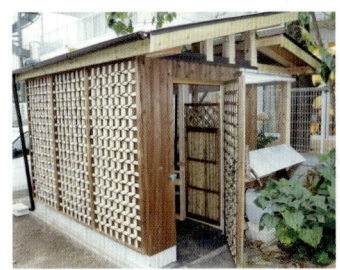

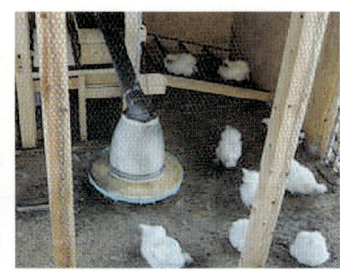

写真31　竹をふんだんに使って造られた和風の烏骨鶏小屋
糞の掃除など手間がかからないよう炭を下に敷き、餌は半自動で供給している。止まり木を造り、排卵するスペースを分けている。床上と屋根下は通気用に空けている。

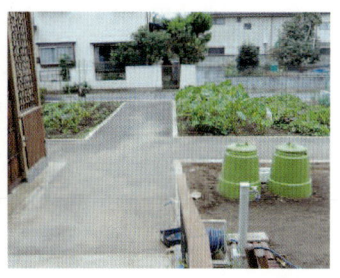

写真32　裏にある畑
鶏糞は畑の有機肥料となり循環型有機農法の一役を担っている。

第3項　福祉施設に設けられたビオトープ・ガーデン（埼玉県　川越市、社会福祉法人　健友会特養老人ホームの地域交流センター）

・ガーデン プランナー：林 玉子（聖隷クリストファー大学教授、ユニ&エコデザイン研究所顧問）
・デザイナー、施工：中村直人（ハーブプラネット代表、造形作家）

田畑に囲まれた埼玉県川越市に、地域住民が主体となって創設された特養老人ホームがあり、その1階には食育、共食に取り込む場として地域交流センターが設けられている（写真33）。地域交流センターでは、毎週地域ボランティアの人達が手伝って、安全でおいしい食事が健友会の会員や地域の人達に提供されている（写真34）。他にも地元の野菜を直売したり、地元住民や施設利用者が参加して餅つきをするなど、様々なイベントなどに利用され、地域の人達が気軽に立ち寄る交流の場となっている（写真35）。

交流センターの前にある庭は、当初は芝のみでほとんど活用されておらず、当初エコロジーという視点はなかったが、入居者や地域の人達も利用できるビオトープの池が造られた結果、車いす使用の入居者や地域の大人や子ども達が集まるようになった。ビオトープの池は、雨水・地下水が100％利用できる循環型で、メダカ・カワニナなど近隣の田んぼや小川の水棲動植物が育てられ増殖し、池の周りには特別養護老人ホームの車いす利用者も利用しやすいようバリアフリーの遊歩道も設けられている（写真36）。庭はボランティアの人達によって熱心に手入れされていて、子ども達に放流されたメダカなどの生物たちが息づき始め、トンボやミズスマシなども飛んでくるなど、ホタルが舞う日を楽しみにしながら訪れる地域の

子ども達や家族連れの憩いの場となっている（写真37）。

これがきっかけとなり、より地域住民との交流を広めるため、2009年からはNPO法人生物多様性農業支援センターの協力を得ながら、近隣の農家から田んぼを借りて、施設の職員や入居者、地域住民とが一緒になって冬季も水をはる冬水田んぼ（生物多様性農業）に取り組んでいる。冬水田んぼを始めるにあたって、現場へ見学に行ったり、NPO法人から講師を依頼して勉強会を催すなど準備を重ね、数年前から実際に田植えをし収穫している（写真38-1〜2）。冬水田んぼによって、安全で安心できる食が自給されるだけでなく、4000種もの生物が息づく生態系が復元され、里山や里地が再生されることで、人と自然のつながりが取り戻される。冬水田んぼが施設と地域をつなげ、コミュニティの輪が今後も広まっていくことが期待される。

これらの実例にみるように、少子・超高齢社会が到来している昨今、福祉・医療施設に居住する高齢者や障害をもつ人も自然にふれ合い、地域の人々と交流できる場が求められている。

第2項、3項の実例では、バリアフリーデザインからユニバーサルデザイン、エコデザインの融合した屋外空間のデザインの一つの手法として、季節の変化や自然の生態系に接することができる庭、下町の路地や井戸端のできるスペース、民家の縁側、冬水田んぼなど、昔からの伝統や自然の恵みを取り入れることによって、「多世代が交流できる医療施設や福祉施設のふれあいの場（ビオトープや井戸端、冬水田んぼ）」づくりに積極的に取り組んでいる。

（林玉子、林悦子）

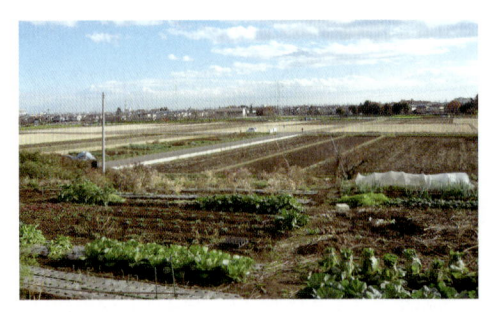

写真33
地域交流センターのある特別養護老人ホームの周囲は広々とした田畑に囲まれている。

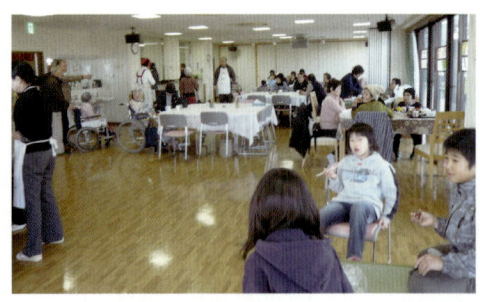

写真34
毎週土曜日、管理栄養士によって栄養バランスが考えられた昼食を、施設職員と地域ボランティアによって施設の入居者や地域住民に提供している。

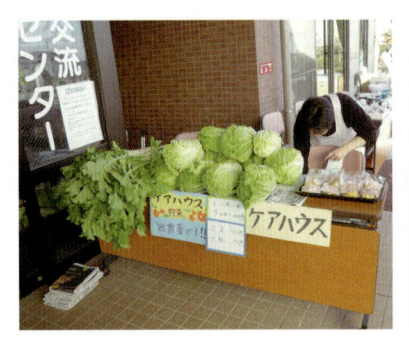

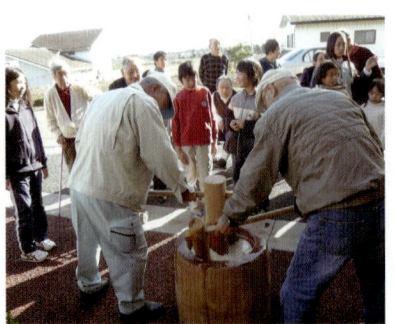

写真35
地域や施設の入居者がつくった野菜を販売する昼市や、餅つきを開催。

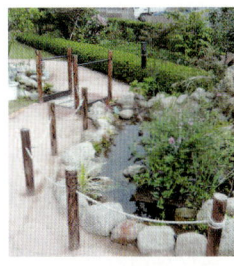

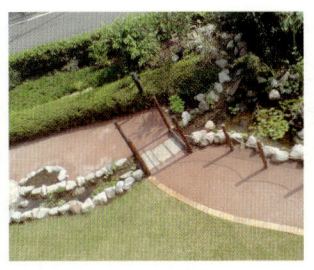

車いす利用者も利用しやすいようバリアフリーの遊歩道も設けられている。

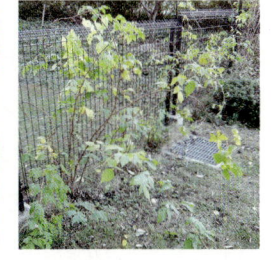

ワイルドベリーの木もあり、手製のジャムも市で販売している。

写真36　地域交流センターにあるビオトープの池

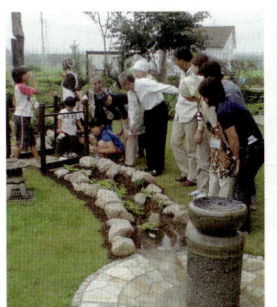

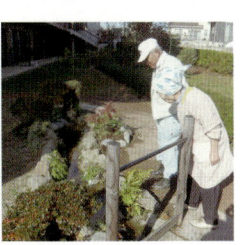

写真37　ビオトープの池には、近隣の田んぼや小川の水棲動植物が育てられている。地域の子ども達によって放流されたメダカが元気に息づいており、子ども達や施設のお年寄り達の憩いの場になっている。

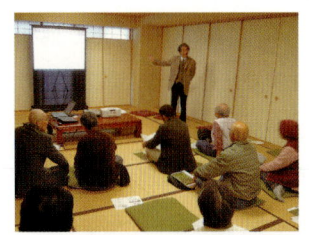

写真38-1　冬水田んぼを普及・研究しているNPO法人生物多様性農業支援センターから講師を呼んで勉強会を催す。

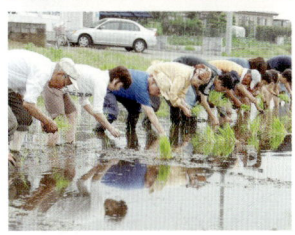

写真38-2　地域の農家、地域住民と施設職員が一緒になって田植えに取り組む。

第4項　植物、動物に癒される園芸療法の庭 グラスガーデン（Glass Garden）
（アメリカ ニューヨーク市、ラスク・リハビリテーション医学研究所）

　欧米では、植物のもつ様々な効用を積極的に活かして、障害をもつ人や高齢者、薬物依存症の人などの治療や機能回復・増進に園芸を活用する園芸療法が行われている。

　園芸療法を通じて患者は、植物の成長と共に、心身の成長も感じられ、グループで作業することでスタッフや他の患者とのコミュニケーションが深まるだけでなく、育てた花や野菜を分かち合うことは生きがいにもつながる。欧米では、病院（精神・リハビリテーション病棟など）だけでなく、福祉施設や公園、農園などでも取り組まれていて、特にアメリカでは、障害者施設やコミュニティガーデンなどで、心身の健康を取り戻すだけでなく、障害をもつ人やホームレスの人などが積極的に社会参加できるよう職業訓練の場としても活用されている。

　日本では、誰もが地域（商店街、福祉農園、施設、保育園など）で園芸や農作業に親しむ園芸福祉の活動も展開され、福祉や地域・まちづくり、環境教育などにも植物が活かされている。以下に、訪問したアメリカでの園芸療法の取り組み事例を紹介する。

　アメリカの園芸療法は、傷痍軍人の社会復

第7章　園芸療法の効果を引き出す環境デザイン

101

帰から始まっていて、退役軍人病院では園芸療法のプログラムが実践されている。世界で初めてリハビリテーション医学専門機関として設立された、ニューヨークにあるラスク・リハビリテーション医学研究所では、傷痍軍人の職業訓練や生きがいを創出するため、リハビリテーションの一環として作業療法の中に園芸療法を開発し、脊椎損傷や脳卒中、アルツハイマーなどの患者へ療法が行われている。

園芸療法を行う「グラスガーデン」は、研究所の一画（玄関の右手部分）にあり、病院の患者や職員だけでなく、誰もが入れる公共の植物園にもなっている。ガーデンには温室（写真39）と庭があり、温室を入ると、鯉や金魚、亀などがいる水生植物用の池（写真40）が設けられている。

温室の奥にはシダ、ヤシ、サボテン、食虫性の植物、果物などがあり世界各国の植物を楽しむことができる（写真41）。

温室には、植物だけでなく、所々に鳥かごが置かれ、ウサギやネコ（写真42）も飼われていて、バックに流れるクラッシック音楽と小鳥のさえずる声によって心が和み癒される環境を創り出している。

温室の奥にある中庭（南側）には、多年草の庭があり、レイズドベッド（写真43）やベンチ、バーベキューができる場所、外庭には、キンベルガーデン（キンベル家の寄付によって造られた）や子供のプレイガーデンがある。キンベルガーデンは、物理療法室から一望でき、野鳥が観察できるサンクチュアリー（写真44）があり、噴水の音を聞きながら、春はラッパスイセンやツツジ、冬には雪景色が楽しめ、職員や訪問者も一息つける隠れ場所にもなっている。温室の北側にある子どものガーデン（写真45）には、砂場や小川、低木、畑があり、鳥や蝶、昆虫などの生き物も生息し、障害をもつ子供達の興味を刺激し、創造力をかきたて、自立を促進するメンタルな教育の場として利用されている。

ここでは、入院・外来患者の大人から子どもまで、専門的な訓練を受けた園芸療法士によって園芸療法が行われ、植物の苗植えやフラワーアレンジメント、クラフトなど、心身機能の回復や職業訓練のプログラムが午前と午後に分かれて組まれている（写真46、47、48）。

また、アメリカ園芸療法協会の要望により園芸療法士の実習指導や、専門家（ランドスケープ、植物園、教育、療法など）の集中訓練、コンサルタント、植物・庭と人間の幸福に関わる研究も行われており、社会教育に貢献している。

アメリカでは、病院や福祉施設の他に刑務所や少年院など幅広い範囲で園芸療法が活用されていて、園芸療法士以外に多くのボランティアやマスターガーデナー（園芸に関する訓練・ボランティア活動を実習し、園芸指導を行う）によって活動が支えられている。

（林　悦子）

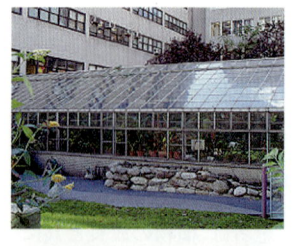

写真39
温室の外観

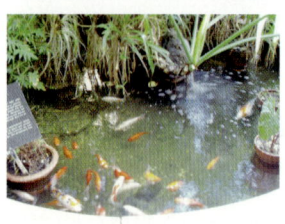

写真40　温室内の池
水生植物が植えられ、鯉、金魚、亀などがいる。

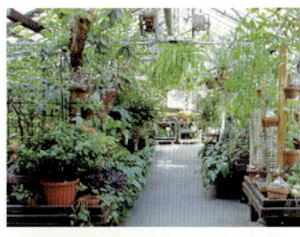

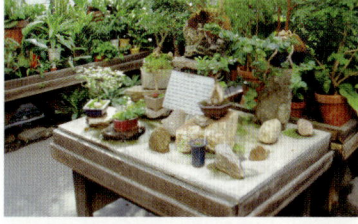

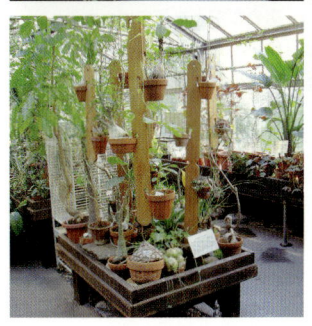

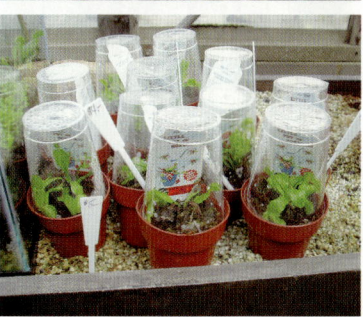

第7章　園芸療法の効果を引き出す環境デザイン

写真41　温室には、食虫植物、盆栽、蘭など世界中のさまざまな植物が収集され、自由に観賞することができる。

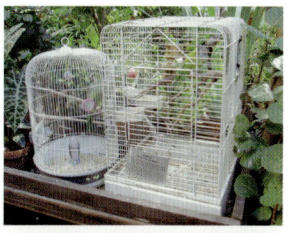

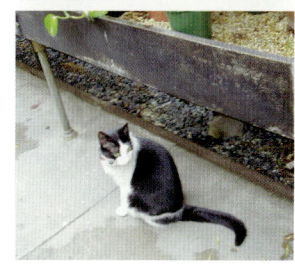

写真42　温室には鳥かごが所々置かれ、小鳥のさえずる声を楽しめる。ネコも飼われていて、動物とのふれあいによっても癒される。

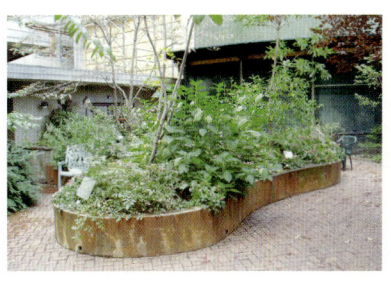

写真43（左）花壇を高くしたレイズドベッド　写真44（右）鳥小屋のあるサンクチュアリー

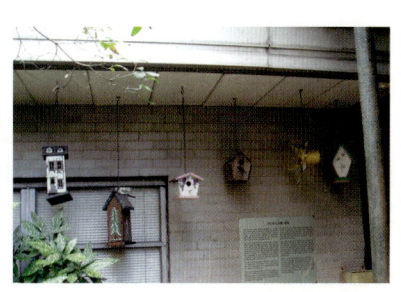

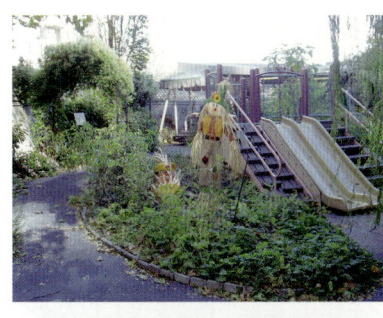

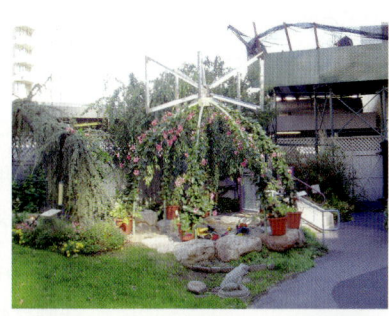

写真45
子供のプレイガーデン
砂場や低木などがあり、蝶や昆虫なども生息している。

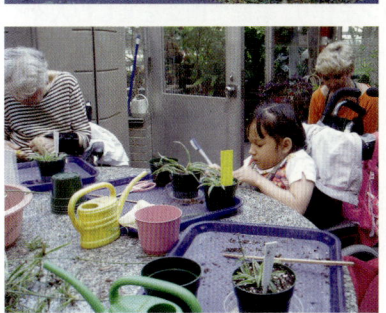

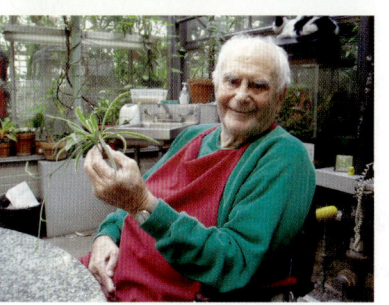

写真46
患者と園芸療法をしている様子。長期入院の子どもも楽しみにやってくる。

103

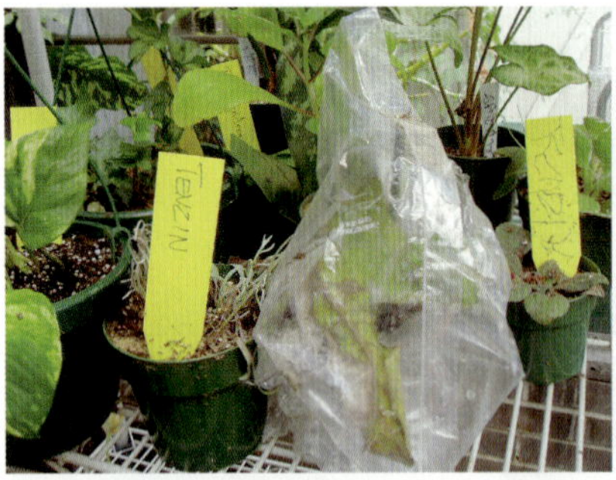

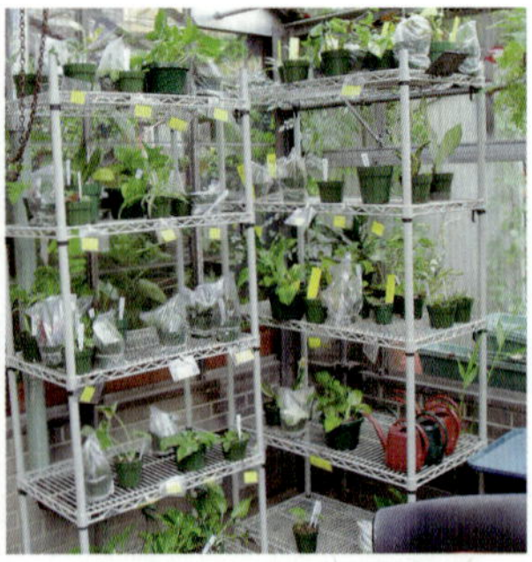

写真47
患者が植えた苗のポット
各ポットに名前のカードを差し込んでいる。

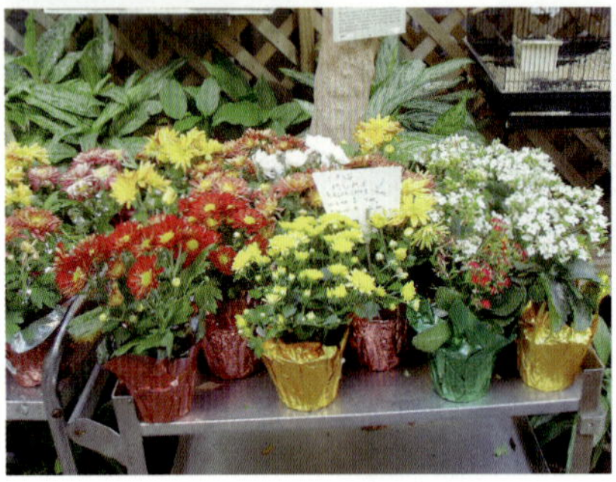

写真48 患者が育てた植物は販売もしている。

第5項 誰でも作業参加できる庭—シカゴ植物園園芸療法サービス部
(The Chicago Botanic Garden's Horticultural Therapy Service)（アメリカ、シカゴ市）

心身の健康回復を支援する園芸および野外活動が誰でもできることを目的に、約3400m²の最先端設備をもつBuehler Enabling Gardenは世界中の他の施設に研究資料を提供し、国境を越えてenabling garden のモデルになっている。

車いすでも机に近づけるように膝までプランターの下まで入れて、すぐ近くに寄れる底の浅い立ち上がり花壇(shallow bed, raised bed)および車いすから立ち上がって、腰をかがめることなく、かつ触れることができないような距離からでなく観賞できる垂直花壇や立ち上がり花壇(vertical wall garden, raised bed)がある。

視覚障害者のために香りのある植物が数多く用意されている。これらは、香りを嗅ぐだけでなく、触ったり、味わったり、聞いたりすることができる。また、園芸ボランティアが居て、園芸活動を容易にするための道具の使い方などを教えている。なかでも園芸療法サービス部門では人々の心身の健康を促進するために植物を用いた教育的、治療的プログラムを広い範囲で各種提供している。

「暮らしの庭」事例集、「園芸療法による健康」活動プランを作り、家庭で園芸を楽しむ人々やヘルスケアに携わる人々の役に立っている。これらの資料はバリアフリーの庭、自助具類、園芸療法にかんするアイデアや知識を提供している。
www.chicagobotanic.org/therapy/
HortTherapyResources

（原 和子）

第3節　21世紀に望まれる環境づくり

　2007年には団塊の世代の大半が定年を迎え、多様なライフスタイル・考え方をもった高齢新人類が誕生する。

　住み慣れた地域で安心して住み続けられ、老いることのできる豊かな福祉環境の実現に向けて、国連では、「自立、社会参加、自己実現、ケア、尊厳」に沿って行動、実践することを、高齢者のための5原則として要約している。今後、21世紀に望まれる環境づくりとして、以下に挙げることが必要とされており、かつ実践できる可能性をもっている。

① 地球環境の破壊、エコロジーが緊急課題となっている昨今、樹木、草花など、五感を刺激し自己治癒力を高めうる自然の多面的なエネルギーを活かしたエコデザインの考え方を取り入れ、老若男女が楽しく集えるいこいの場を設けること。

② 元気な高齢者を対象とした多様な社会参加や就労の場の環境整備、およびそれを促進するための制度づくりを行う（例えば、ボランティアセンターの設置、福祉ボランティアのまちづくりモデル事業の開始、NPO法人の設立など）。

③ 各専門職種、生活当事者が連携、協働できる意識、仕組みづくりを促進する（例えば、元気な高齢者が、要介護高齢者を地域で支援し、社会参加できる、さらに地球環境と如何に共生、共存した地域社会への取り組みなど）。

④ 日本に古くから残っている伝統的な生活様式（家族・隣人による助け合いの良さ）と環境の創生（人と人との結びつきがある人間性豊かな路地のある下町・長屋の環境、地域の人々が共同で利用・管理する集落の「入会地」など）を現代版のコモンスペースとして復活させること。

⑤ 国家や制度に依存せず、住民が主体となって、集落の住・官・民の協働により、あるいは住民同士で、地域の自然資源や経済が循環・自立した新しい地域コミュニティ（エコビレッジ※など）をつくること。

　我が国において諸外国に比べて、我が国では望まれる環境づくりを実現するには取り組むべき課題は多いが、次世代の生活環境権を守り、「住み続ける」から「住み継がれる」環境を視野に入れて、共用・共生・共存できるサスティナブルな地域社会を早急に実現することが解決の糸口となる。それを支える上で大切なのは、市民、国、企業など多様なセクターとが連携・協働することによって生み出される知恵を共有し、行動することである。これからは、一人ひとりが地球の住人ということを自覚し、人と人、人と自然のつながりを取り戻した、心豊かな環境が次世代へ受け継がれることを願っている。

（林　玉子、林　悦子）

注釈※　エコビレッジ
　環境、社会・経済、文化・精神など共通する価値観や意識をもつ居住者が集まり、安全な農産物の自給自足、地域の資源や自然エネルギーの再利用や循環によって、自給・自立した持続可能（サスティナブル）な生活環境を創造していく地域循環型の協同体。コミュニティの中では、生活を営むための基本的ニーズ－自然環境、食べ物、住居、社会生活、仕事、余暇、商業活動などの機能がバランスよく満たされるとともに、居住者同士の強いコミュニティの結びつきによって、人々に健全な身体・精神・感情の成長をもたらす。

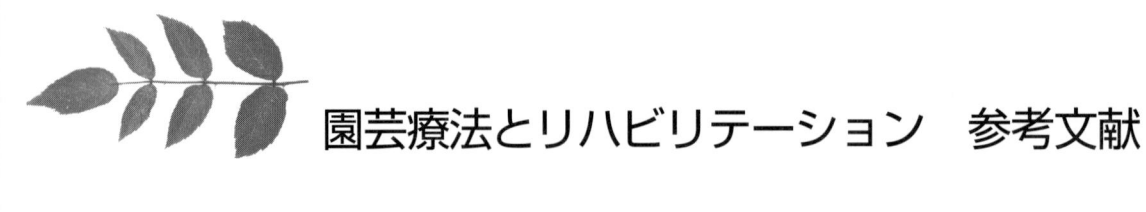

園芸療法とリハビリテーション　参考文献

1) Csikszentmihalyi 著、今村浩明訳「フロー体験　喜びの現象学」、世界思想社、1996
2) Csikszentmihalyi 著、大森　弘監訳「フロー体験とグッドビジネス―仕事と生きがい」、世界思想社、2008
3) Fisher, A.G. "Assessment of Motor and Process Skills (Fourth Edition)"、AMPS 講習会資料、2001
4) Frankl、V.E.、山田邦夫他訳「それでも人生にイエスと言う」、春秋社、2006
5) Kielhofner 編著、山田　孝監訳「人間作業モデル（理論と応用）」[改訂第3版]、協同医書出版、2007
6) King, L.J、山田　孝　訳「Joanne Frazier Parachek 博士によるパラチェック老人行動評定尺度および改訂版治療マニュアル」、講習会プリント、1982
7) Thomas、I、高橋良孝監修、富永小夜子訳「ハーブの育て方65種」、主婦の友社、2005
8) Wilson, R.S.et.al. "Olfactory identification and incidence of mild cognitiveimpairment in older age"、Arch. Gen. Psychiatry. Vol.64, No.7、2007
9) 荒田絵美　他「心理的ならびに生理的指標による主としてハーブを用いた園芸療法の療法的効果の検証」、園芸学研究 6(3):491-496、2007
10) 岩崎テル子編「作業療法概論」、医学書院、2004
11) 岡部　翠編「幼児のための環境教育」、新評論、2007
12) 大塚隆一郎「アメリカで園芸療法を学ぶ」、東京図書出版会、2007
13) 岩澤信夫「不耕起でよみがえる」、創森社、2003
14) 岩澤信夫「生き物豊かな自然耕」、創森社、2010
15) カナダ作業療法士協会編、吉川ひろみ監訳「作業療法の視点―作業ができるということ」、大学教育出版、2000

16）グロッセ世津子編著「園芸療法　増補版―植物とのふれあいで心身をいやす」、日本地域社会研究所、2002
17）館内由枝、他「精神疾患患者における園芸を用いた作業療法の心理的効用」、医療、58巻4号、pp211-215、2004
18）デンマーク作業療法士協会編「作業活動としての調理訓練」、日本作業療法士協会、1994
19）西山伊三郎「図解　草もの盆栽入門　－四季の野草を鉢植えに－」、農山漁村文化協会、2005
20）日本園芸療法士協会編「心を癒す園芸療法」、コロナ社、2006
21）日本園芸療法普及協会編「園芸療法の資格と仕事の本」、草土出版、2004
22）日本作業療法士協会編「作業‐その治療的応用」、協同医書出版、2004
23）長谷川真人「園芸療法の紹介」、理学療法科学　22(2):301-304、2007
24）藤原　茂「園芸療法入門」、夢の湖舎出版、2003
25）宮脇　昭「木を植えよ！」、新潮選書、2006
26）山根　寛「園芸リハビリテーション‐園芸療法の基礎と事例」、医歯薬出版、2004
27）山本多恵子　他「看護の場に焦点をあてたアロマセラピー研究の方向性～2003年から2005年までの文献レビュー～」、京都市立看護短期大学紀要、33、2008
28）吉川ひろみ「『作業』って何だろう　作業科学入門」、医歯薬出版、2008
29）吉長元考、塩谷哲夫、近藤龍良「園芸療法のすすめ」、創森出版、2003

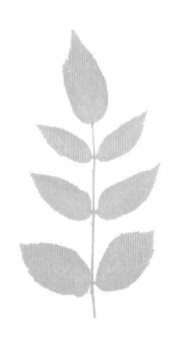

園芸療法とリハビリテーション　索引

◆あ行

AMPS	21・26
ICF	12・26・35
アイビー	62・63・68・73
アイスランドポピー	68
アジサイ	68・78
アネモネ	68
アルメリア	68
アロマ・バス	59
アロマ・ハンドマッサージ	59
意志	24
意志質問紙	15・20
痛み	39・56
イタリアンパセリ	72
イチジク	76・77
イチョウ	77
イワヒバ	64
ウド	97
梅	58・76
ウラジロ	77・80
運動とプロセス技能の評価	21・26
エコロジカル（エコ）デザイン	84・86・95・100・105
園芸の意味	8
園芸福祉	7
園芸療法の定義	6
オオバコ	62
オダマキ	69
オレンジ	56

◆か行

カーネーション	68
ガーベラ	70
介助	39・57・59
カイワレ大根	65
カエデ	62
柿	77
カキツバタ	69
学習	18
学習障害	56
額縁プランター	63
風知草	69
活動体験	31
活動分析	25～28
カナダ作業遂行測定	20・24
カナダ作業遂行モデル	20・26
可能化	39
カボチャ	70
カモミール	38・56・72・74・75
カレックス	69
感覚障害	22・56
感覚剥奪	11・37
環境	34
関節可動域	16・39・55
関節リウマチ	40・56
緩和療法	56
記憶障害	56
キキョウ	69・77
菊	57・70・73・76・77
キッチンガーデン	68・88・90・93
キッチンプランター	58・72
気分抑うつスケール	13・21
キャットミント	76
嗅覚	37・38・57・58
協調性障害	56
京菜	65
興味チェックリスト	21
筋緊張	55
キンモクセイ	90
筋力	39・55
くちなし	77
クマザサ	76

栗	77	芝	38・73
クリスマスローズ	64	習慣	24・25
クローバー	77	集団	33・47
クロッカス	67	就労支援	48・49
月桂樹	68・80	菖蒲	38・59・69・76
言語聴覚障害	56	食欲増進	36
個人因子	35・47	触覚	37・38・58
コストマリー	76	シロツメグサ	77
コニファー	67・71	水仙	67
		杉	76

◆さ行

最大作業域	45	ススキ	81
最適作業域	45	スターチス	68
作業遂行技能	24	ストレス	39
作業耐久性	22	スノードロップ	67
作業的公正	11	スミレ	75
作業に関する自己評価	21	生活の質	11
作業剥奪	11	正常作業域	45
作業療法の定義	7	正当性	24・25
桜	76・77	セージ	72・80
笹	64・69・77・80	責任と義務	18
サザンウッド	76	千両	64
サスティナブルデザイン（環境）	85		

◆た行

サツマイモ	61・65	耐久性	40・55
サトイモ	65	大根	72・76
サラダほうれん草	72	タイム	72・80
山椒	77	タケノコ	82
サンスベリア	68	タンジー	76
椎茸	91	タンポポ	62・77
視覚	36・37・38・58	注意障害	56
姿勢	22・37・38	聴覚	37・38・58
シソ	68・77	椿	62・77
シダ	62・64・71	デージー	68
視知覚障害	56	唐辛子	80
失認・失行	39・57	動機づけ	18
シノブ	64	統合失調	14・53

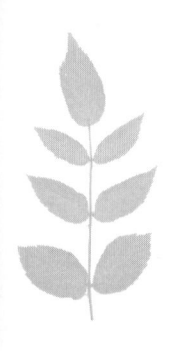

トウモロコシ …………… 79・80・82
どくだみ ……………………… 76
トピアリー …………………… 73
トマト ………………………… 72
ドラセナ ……………………… 71
どんぐり ……………………… 79

◆な行
ナス …………………………… 72
ナデシコ ……………………… 68
菜の花 …………………… 68・77
南天 ……………………… 64・67・77
人間作業モデル ……………… 26
人間の成長欲求 ……………… 10
ニンジン ………………… 65・68・72
葱 ……………………………… 72
脳性麻痺 ………………… 11・41・45
能力化 ………………………… 39
ノースボール ………………… 67
ノーマライゼーション ……… 12
野菊 …………………………… 62

◆は行
POMS …………………… 13・14・21
ハーブプランター ……… 58・72
はぎ …………………………… 77
パキラ …………………… 68・71
パセリ …………………… 68・72
二十日大根 …………………… 68
葉ボタン ……………………… 67
バラ ……………… 68・75・76・77・80・88
パラチェック老人行動評定尺度 …… 21
ハラン ………………………… 77
バリアフリーデザイン
 …………… 84・85・86・88・95・100
パンジー ……………………… 67

ピーマン ……………………… 72
ヒイラギ ……………………… 77
ビオラ ………………………… 67
ピザプランター ……………… 72
ヒヤシンス …………………… 65
ビワ ……………………… 59・76
ブーゲンビリア ……………… 68
フキ …………………………… 97
福寿草 ………………………… 67
プチトマト …………………… 72
ブドウ …………………… 77・80
プリムラ ………………… 67・68
ブルーファンフラワー ……… 69
フロイト（Freud） …………… 14
フロー ………………………… 24
ブロッコリー ………………… 65
ペチュニア ……………… 68・69
ペパーミント ………………… 37
ヘビイチゴ ……………… 62・69
ベンジャミン ………………… 71
ポインセチア ………………… 71
ホオノキ ……………………… 77
ボケ …………………………… 64
ポトス ………………………… 68
盆栽 ……………… 41・57・62・64・65・66

◆ま行
マーガレット ………………… 68
マズロー（Maslow） …… 10・46・84
またたび ……………………… 76
松 ………………… 64・67・77・80
豆 ……………………………… 79
マリーゴールド ……………… 70
満足度 ………………………… 24
味覚 ……………………… 37・38
ミカン …………………… 76・80

ミョウガ …………………… 97	
麦わら ……………………… 83	
ムスカリ …………………… 67	
ムラサキツユクサ ………… 70	
もくれん …………………… 77	
モミジ ………………… 62・77	
モミの木 …………………… 80	
桃 …………………………… 76	

◆や行

矢車草 ……………………… 75
役割 …………………… 24・25
ヤツデ ……………………… 76
柳 …………………………… 76
ユーカリ …………………… 37
ユキノシタ …………… 62・69
ユキワリソウ ……………… 67
ゆず ……………… 38・59・76
ユニバーサルデザイン
…………84・85・86・88・95・100
ヨモギ …………… 59・76・77

◆ら行

ラベンダー … 38・56・68・75・76・80
リーガーベコニア ………… 68
リーチ範囲 …………… 16・39
リュウノヒゲ ……… 62・64・69
リンドウ …………………… 69
ルピナス …………………… 68
レイズドベッド
… 42〜45・53・58・67・88・93・95・102
レタス ……………………… 72
レモン …………… 37・58・76
レモンキャットミント …………… 76
レモングラス ………… 72・80
レモンバーム ………… 74・75
ローズマリー …… 37・58・67・68・80

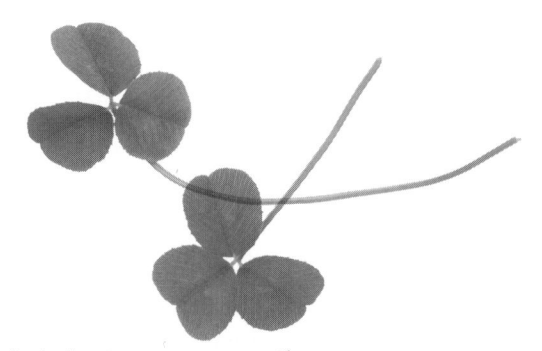

園芸療法とリハビリテーション

執筆者一覧（50音順）

井上　資士	信建工業株式会社・代表取締役
大町かおり	聖隷クリストファー大学リハビリテーション学部理学療法学専攻
鈴木　里絵	アロマセラピィ研究家
島田　隆道	愛知医療学院短期大学、こども環境学会評議員
白鳥はづき	信建工業株式会社企画デザイン課
建木　健	聖隷クリストファー大学リハビリテーション学部作業療法学専攻
中條由美子	元聖隷クリストファー大学大学院リハビリテーション科学研究科
林　悦子	ユニ・ハビタ計画設計研究所
林　玉子	元聖隷クリストファー大学社会福祉学部
原　和子	愛知医療学院短期大学
藤田さより	聖隷クリストファー大学リハビリテーション学部作業療法学専攻

....

園芸療法とリハビリテーション

発　行　2011年1月1日　第1版1刷
編　集　原　和子
発行者　株式会社　エルゴ
　　　　〒454-0012　名古屋市中川区尾頭橋 4-13-7　nabi 金山 505C
　　　　　　　　　電話 052-332-5366　FAX 052-332-5367

印刷・製本　株式会社　東海共同印刷
　　　　〒467-0851　名古屋市瑞穂区塩入町 17-6　電話 052-822-7281

....